国家癌症中心肿瘤专家答疑丛书

应对结直肠癌
专家谈
（第2版）

主　编　张海增

U0224315

中国协和医科大学出版社
北　京

图书在版编目（CIP）数据

应对结直肠癌专家谈 / 张海增主编. -- 2版. -- 北京：中国协和医科大学出版社, 2024.6

（国家癌症中心肿瘤专家答疑丛书）

ISBN 978-7-5679-2410-9

Ⅰ.①应… Ⅱ.①张… Ⅲ.①结肠癌－诊疗②直肠癌－诊疗 Ⅳ.①R735.3

中国国家版本馆CIP数据核字（2024）第092131号

责任编辑	李元君
封面设计	邱晓俐
责任校对	张 麓
责任印制	黄艳霞
出版发行	中国协和医科大学出版社
	（北京市东城区东单三条9号　邮编100730　电话010-65260431）
网　　址	www.pumcp.com
印　　刷	北京天恒嘉业印刷有限公司
开　　本	710mm×1000mm　　1/16
印　　张	18.25
字　　数	216千字
版　　次	2024年6月第2版
印　　次	2024年6月第1次印刷
定　　价	69.00元

（版权所有，侵权必究，如有印装质量问题，由本社发行部调换）

编者名单

主　　编　张海增

副 主 编　金　晶　杨　林　郑朝旭

编　　者　（按姓氏笔画排序）

叶霈智　权继传　李智宇　杨　林

邹霜梅　张海增　金　晶　郑朝旭

姜　军　聂红霞　徐　泉　唐　源

窦利州　裴　炜

学术秘书　权继传　陆帅兵

癌症是严重威胁人类健康的疾病。预防癌症、战胜癌症是医疗卫生机构和专家学者的使命与责任，也是广大人民群众特别是癌症患者和家属的希望与期盼。

2013年，为了科普宣传癌症防治知识，提高社会公众癌症防治意识，更主要的是帮助癌症患者和家属答疑解惑，我们编写了"国家癌症中心肿瘤专家答疑丛书"（以下简称"丛书"）。希望这套书能在预防、治疗、护理和康复上给予患者专业性的指导，以此帮助患者及其家属以科学的态度勇敢地面对疾病，与医务工作者共同努力战胜疾病。

丛书出版之后，受到了广大读者的欢迎。10多年来，癌症防治工作已经取得了长足进步，尤其是在一些肿瘤的临床治疗手段以及肿瘤照护方法等方面都有了新的进展，我们也不断收到读者、患者和家属的积极反馈，希望能不断更新癌症防治知识。

为此，丛书编委会决定对丛书进行修订。对丛书中涉及的诊断、治疗、营养、用药、康复知识进行了全面的更新迭代，力争站在科学最前沿，保证肿瘤防治知识的专业性、科学性和权威性。同时在文字表述上继续采用更加通俗易懂的语言，让大众更容易读懂和接受。

癌症防治任重道远。希望丛书能够帮助患者和家属更好地应对癌症，熟悉治疗和康复的每一个环节，全方位地为患者提供一份有益的指南和支持，增加患者战胜疾病的信心，从而能够更从容地重建生活、融入社会。

我们相信，随着医学科技不断进步，治疗手段不断创新，在不久的将来，癌症防治水平将得到更大的提升，健康中国的宏伟蓝图一定能够实现。

丛书编委会

2024 年 3 月

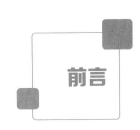

从全球发达国家癌症的发病规律中，我们看到癌症的发病率在一定阶段随经济的快速发展而呈增长趋势。在社会、人们给予普遍重视并采取相应措施之后，发病状况将逐渐趋缓。人类在攻克癌症的科学探索中取得的每一点进步，都将对降低癌症的发病率、提高癌症的治愈率起到不可低估的作用。我国目前正处在癌症的高发阶段，我们常常听到、看到以及周围的同事、亲友都有癌症发生，癌症离我们越来越近，癌症就在我们身边。癌症究竟是怎么回事，怎样才能减少患癌症的风险，得了癌症怎么办……这些都是癌症患者、家属乃至大众问得最多的问题。为了帮助大家解除疑惑，了解更多相关知识，在癌症的治疗、康复和预防上给予专业性的指导，我们编写了这套丛书，希望能够协助患者、家属正确面对癌症，以科学的态度勇敢地与医务工作者共同战胜疾病。

"国家癌症中心肿瘤专家答疑丛书"（以下简称"丛书"）包括肺癌、胃癌、结直肠癌、肝癌、食管癌、膀胱癌、胰腺癌、淋巴瘤、肾癌、乳腺癌、宫颈癌、卵巢癌、鼻咽癌、下咽癌、喉癌、甲状腺癌、脑瘤、骨与软组织肿瘤等18种常见癌症，分为18个分册，方便读者选读。丛书以癌症的诊断、治疗、预防和康复为主线，介绍了癌症的临床表现、诊断、治疗方法、复查、预防与查体、心理调节以及认识癌症、病因的探究、如何就诊等相关内容。书后附有治疗癌症的案例供读者参考。书中内容均为当前在癌症预防、诊断、治疗、科研中的最新成果。例如，对一些癌症目前正在探索中的方法进行了客观的介绍；对于癌症的发生原因，也尽量将复杂的专业问题以简洁的语言呈现给读者。书中的观点、方法均以科学研究与临床实践为依据，严谨准确，坚决杜绝用伪科学引导、误导读者，帮助患者适时地选择治疗方法正确就医、康复。丛书中应读者需要还纳入了有关营养饮食、心理调节内容，在癌症的治疗康复中扩大了医疗之外的视野，提示患者和家属应更加关注合理的饮食和心理调节的重要性。为了更加贴近患者和家属，丛书采取了问答形式，读者找到问题便可以得到答案，方便读者使用。书后的"名家谈肿瘤"，是本书的另一特色，这些权威实用的科普内容，是专家们多年科学研究的成果和临床诊疗经验的总结，是奉献给读者的科普精粹。

丛书各册的主编都是长期工作在临床一线的医生，参加丛书撰写的作者都是活跃在本专业领域的中青年专家、业务骨干。部分资深专家也加入到编者行列，为了帮助癌症患者，普及科学知识，大家聚集在一起，在繁忙的临床科研教学工作中挤出时间撰写书稿。有的分册在编写前还向患者征集问题或将初稿送患者阅读修改。每本分册都是专家与读者的真诚对话，真心交流，字里行间流露出专家对读者的一片热忱、一份爱心。丛书的编写覆盖了肿瘤内科、外科、麻醉、诊断、放疗、病理、检验、药理、营养、护理、肿瘤病因、免疫、流行病学等肿瘤临床、肿瘤基础领域的专业知识，参编专家100余人。有些专家特为本书撰写的稿件已经可以自成一册，因为篇幅所限，只摘取了其中少部分内容。大家都有一个共同的心愿：为读者提供最好的读物。我们邀请肿瘤知名专家陆士新、孙燕、程书钧、黄国俊、屠规益、殷蔚伯、储大同、唐平章、赵平为丛书撰稿，他们都欣然同意，在百忙中很快将稿件完成。丛书是参与编辑人员集体的奉献。在书稿的编写出版过程中还有很多令人感动的故事，点点滴滴都体现了专家们从事医学科学的职业追求和职业品格，令人敬佩，值得学习。在此，对参加丛书撰写的专家、学者及所有人员表示衷心的感谢！还要特别感谢原中国科普研究所所长袁正光教授，从另一角度补上了癌症患者应如何对待死亡一页，为我们能够正视死亡、坦然面对死亡揭开了一层面纱。策划编辑张平同志，在18本丛书的组稿、修改、协调、联络全过程中发挥了中心作用，做出了重要贡献，在此对她表示感谢！

丛书作为科普读物还存在着许多不足，由于专家们希望为读者提供更多的专业知识，书中的内容、用语仍然偏专业些，为此在每册书的最后都列出了一些专业名词解释，有助于读者进一步学习相关专业知识，提高科学认知。

最后，希望丛书能够给予读者更多的帮助。患者在这里可以找到攻克癌症的同盟军，我们将共同努力，为战胜疾病、恢复健康而奋斗。作为科普读物，本书还有诸多不足，请广大读者给予指正。

丛书编委会

2013年10月

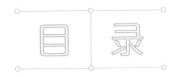

目录

一、临床表现篇

二、诊断篇

三、治疗篇

（一）外科治疗 030

(二) 内镜治疗 104

（三）放射治疗　　107

（四）内科治疗 126

（五）中医治疗 161

（六）结直肠癌急症的治疗 168

（七）营养

四、复查与预后篇

五、预防篇

六、结直肠癌知识篇

七、肿瘤病因探究篇

八、名家谈肿瘤

一、临床表现篇

1. 什么是临床表现？

临床表现是指患者得了某种疾病后身体发生的一系列异常变化。临床表现包括症状和体征。所谓症状就是指患者主观感觉的身体不适或异常表现，如头痛、乏力、吞咽困难等；而体征则是指由医生通过视诊、触诊、听诊查到的客观异常表现，如听诊时听到的心脏杂音、触诊时触到的肝大或脾大等。

2. 结直肠癌患者的临床表现有哪些？

结直肠癌的临床表现主要包括排便习惯、排便性状及排便规律的改变，腹痛，腹部肿块，肠梗阻症状以及发热、乏力、贫血等全身症状等。排便性状的改变主要包括大便不成形、血便、黏液或脓血便等。很多患者因为缺乏相关知识，发现后没有及时到医院就诊，因而错过了治疗的最佳时机。

3. 结直肠癌患者为何会便血？出现便血意味着什么？

便血是仅次于排便习惯改变的最常见症状，便血可为排出肉眼可见的血便或为便潜血阳性。由于这种出血属于下消化道出血，便血的颜色多为暗红色或鲜红色。病变部位越靠近远端（近肛门端），血液的变化越少，看起来越鲜红。位于降结肠、乙状结肠、直肠的癌，血色偏红，常被误诊为内痔、细菌性痢疾或肠炎。部分患者由于癌灶位于右半结肠或更靠近回盲部，且出血在肠道内停留时间较长，可出现类似上消化道出血形成的黑便或柏油样便。出血主要是由于炎症、血运障碍与机械刺激等原因导致癌灶表面黏膜发生糜烂、溃破，甚至癌灶本身破裂所致。出血量与癌肿的大小不成正比关系，亦不能确定即是癌肿所致。一些非恶性疾病如肠结核与慢性肠炎虽也可有便血的表现，但对有血便或持续性便潜血阳性患者，仍应首先考虑到结直肠癌的可能，进行进一步检查，以求确诊或排除。

4. 结肠癌患者腹痛、腹胀的特点有哪些？

疼痛的性质可分为隐痛、钝痛与绞痛，时间上可分为阵发性和持续性疼痛。隐痛多发生在肿瘤侵犯至肠壁肌层后。肿瘤侵犯肠壁全层并与周围组织发生粘连后，可出现持续性疼痛。阵发性绞痛多出现在肠梗阻时或由肿瘤造成的肠道刺激引起。突发剧痛伴有腹膜刺激征则提示肠穿孔。肿瘤进一步向腹腔转移扩散后，才会出现腹胀。腹胀多由急慢性肠梗阻、肿瘤所致肠道功能失调等引起，其发生率较低。在结肠癌患者中，腹痛发生率为60%～81%。升降结肠牵拉后腹膜造成的后背痛是一个不常见并且是晚期的症状。

5. 结肠癌患者发生肠梗阻的原因及其特点有哪些？

肠梗阻是结肠癌的晚期症状，多表现为慢性不完全性低位肠梗阻，但可急性发作，表现为急性肠梗阻。急性肠梗阻发作前无明显的自觉症状，或虽有慢性梗阻症状，但未被患者重视，待出现急性肠梗阻时才就诊。发生完全性肠梗阻时，如回盲瓣仍能防止肠内容物反流，即形成闭袢式肠梗阻，梗阻近侧结肠高度膨胀，尤以盲肠最为显著，甚至可发生肠穿孔。有时乙状结肠或横结肠癌肿可诱发结肠套叠而引起急性肠梗阻。左半结肠癌发生梗阻的概率较右半结肠癌高。而在结肠梗阻的患者中，经手术证实有20%～55%的患者是由结肠癌所致；在急性肠梗阻患者中，国外报道3%的患者是由结肠癌引起，因此，在患者（尤其是老年患者）出现下消化道梗阻征象时，应首先考虑结肠肿瘤的可能性。

6. 直肠癌早期症状有哪些？

直肠癌在早期症状不特异。主要表现为直肠刺激症状，出现排便次数增多和大便性质的改变如大便不成形、黏液便、黏液血便或脓血便。常被误诊为"细菌性痢疾""溃疡性结肠炎"等。但是，直肠癌腹泻症状并不像结肠炎那样来势急、好转快；也不像细菌性痢疾那样出现典型的里急后重症状。直肠癌的直肠刺激症状是既缓慢又逐渐进展，在合并感染时刺激症状明显，一经对症处理也可以暂时好转，但是经过较长时间的治疗仍有黏液血便者，应引起足够的重视。

7. 出现哪些情况时可能是直肠癌，需要到医院检查？

（1）排便习惯改变，排便次数增加，同时出现少量黏液性便、黏液血便。

（2）既往有黏液便、腹泻病史，但症状轻微者突然加重。与原来排便次数、排便性状发生变化时，也应再次复查确诊。

（3）无明显原因的便秘与腹泻交替出现。

（4）排便费力，排出的大便有压迹，呈槽沟状、扁条状、细条状。

以上四种情况有任何一项都应及时去医院检查，最好请普通外科或肛肠科医生检查。

8. 直肠癌晚期症状有哪些？

直肠癌晚期症状除了一般常见的食欲减退、乏力之外，还有如下症状。

（1）由于直肠癌晚期癌肿增大导致肠腔狭窄，出现肠梗阻现象。当肠腔完全阻塞后，则出现便秘、腹胀、腹痛等肠梗阻症状。

（2）直肠癌晚期癌肿进一步扩大时会侵犯周围组织器官，患者出现排尿困难、尿频、尿痛等。直肠癌晚期侵及骶前神经丛，会出现骶尾部和腰部疼痛症状。直肠癌晚期转移至肝脏时，引起肝大、腹水、黄疸，甚至恶病质等症状。

（3）直肠指检时可触及肿块。直肠癌晚期患者可出现排便次数增多、排便不尽、便意频繁、里急后重等癌肿局部刺激症状。

（4）肠道分泌物增加是另一个典型的直肠癌晚期症状，这是肠道黏膜受刺激引起的。有少量的黏液分泌物会随大便排出，大便表面有条状黏液。当肿瘤继续发展，对直肠黏膜刺激更大，患者感到直肠内有轻度不适，或经常有一种虚无的便意感。直肠癌晚期癌瘤表面溃烂时，大便则更加稀薄，可如水样而混有黏液和血液。

9. 什么是恶病质？

恶病质是指人体显著消瘦、贫血、精神衰颓等全身功能衰竭的恶劣状况。多种疾病都可导致患者出现恶病质，包括恶性肿瘤、艾滋病、严重创伤、严重的败血症等，其中以恶性肿瘤导致的恶病质最为常见，称为肿瘤恶病质。

肿瘤恶病质是机体的代谢发生紊乱，这种紊乱是多种因素引起的。与饥饿引起的脂肪丢失不同，恶病质患者不仅丢失脂肪，还丢失肌肉组织，且摄食并不能逆转恶病质患者的肌肉消耗。体重下降是恶病质患者最常见症状（体重下降超过5%表明正在发展为恶病质），此外，还包括食欲减退、疲劳、肌肉消耗、感觉及知觉异常、贫血和水肿等。

二、诊断篇

10. 结直肠癌的辅助诊断方法有哪些?

（1）直肠指诊：是最重要的体格检查方法，因为我国3/4的直肠癌位于直肠中段以下，易被扪及，是不能省略的检查手段。

（2）便潜血检查：可作为筛查手段。消化道每日出血量大于5ml时，此检查即可出现阳性，对消化道肿瘤具有提示作用。

（3）血清肿瘤标志物检查：与胃癌相似，目前尚无特异的结直肠癌抗原，较为常用的是癌胚抗原（CEA）和糖类抗原CA19-9，二者之间并没有明显相关性，然而二者联合检测时，敏感性可达86.3%，特异性可达88.79%。

（4）气钡双重对比灌肠造影X线摄片检查：是诊断结肠癌常用而有效的方法，不同形态的癌肿在X线片中可呈现不同的形状，对病灶的定位效果优于结肠镜检查。

（5）B超、CT和MRI：可判断肿瘤浸润肠壁的深度及邻近组织、远处器官是否受累，为术前分期、制订手术方案或是否行放化疗提供参考。MRI还可更敏感地检测直肠癌淋巴结转移情况，为肿瘤分期、分级提供帮助。

（6）结肠镜检查及超声内镜检查：结肠镜是诊断结直肠癌的最有力工具，可直接看到病灶，还能取得活组织检查明确病理诊断。超声内镜是一种头部带有超声探头的特殊结肠镜，可以对结直肠肿瘤进行近距离的超声检查，判断病变侵犯肠壁的深度、是否侵犯周围邻近器官，以及在肠周是否有淋巴结转移，是临床医生判断结直肠癌病变分期的好帮手。

（7）PET/CT检查：是一种先进的核医学影像学检查方法，通常用于进行全身评估，判断肿瘤是否有远处转移。因其价格比较昂贵，且大部分情况下非医保报销，所以对于结直肠癌患者并非常规、必需的检查，但在临床需要时可根据医生的判断进行。

11. 如何发现早期结直肠癌？

临床上早期结直肠癌并没有典型的特异症状，早期诊断主要依靠各种特殊检查。其中，结肠镜是诊断早期结直肠癌的最有效手段。部分早期结直肠癌仅表现为肠黏膜粗糙、溃疡或隆起。部分早期结直肠癌是由良性息肉恶变而来。钡灌肠和CT很难发现较小病变或对病变定性。在结肠镜直视下可以准确发现这些病变，并对怀疑恶变的黏膜进行活检，可早期诊断。

12. 术前检查发现结直肠癌没有扩散，结果是确切的吗？

随着目前各种影像学检查及实验室检查越来越全面而准确，多数情况下术前评估与术中所见是相符的，但个别病例会存在出入。结直肠癌具有侵犯周围脏器、淋巴道转移、血行转移等扩散途径，这些因素直接影响手术方案的制订和治疗效果。举例来说，如果肿瘤仅局限于原发部位，无周围脏器侵犯和淋巴结转移，则手术治疗就可能完全根除病变，达到治愈的目的。而一旦发生淋巴结转移，尽管手术方案相同，但理论上，肿瘤此时已具备远处播散的能力，可能已经超出手术范围。由于目前影像学诊断能力还存在局限，多层螺旋CT也无法准确发现小于1cm的病变。所以，即便进行了充分的术前检查，也难以发现诸如腹膜、肝脏等处的微小转移。因此，准确的疾病分期往往需要通过手术探查，甚至术后病理结果才能最终确定。

13. 结肠镜检查发现结肠癌，但未获得病理证实，为什么不做手术？

手术前必须考虑几个问题：是不是结肠癌（定性诊断）？该不该手术（最佳治疗方案）？手术范围应该多大（手术的根治程度）？从中可以看出，如果第一步没有决定好，后面的步骤则无法进行。从医学发展上看，除了结肠癌首选手术切除外，其他结肠疾病目前几乎都可以选择非手术疗法。以溃疡性结肠炎为例，主要依赖药物治疗，手术治疗为辅。同样，一些结肠良性腺瘤可以在结肠镜下切除，无需切除肠段。设想，对于一个结肠息肉怀疑恶变的患者，如果术前反复病理取材都证实为良性，不必进行扩大范围的结肠癌根治性手术，患者该有多么幸运。反之，如果出于对疾病的担心仓促进行了结肠切除手术，结果证实为良性，又该多么懊恼。所以，当遇到诊断困难时，患者及家属应戒急、戒躁，保持心态平和，与自己的主治医生进行深入沟通，以选择正确的治疗方案。

14. 哪些化验检查需要空腹？

患者到医院做血液化验前，负责采集静脉血的护士都要询问"吃饭了吗？是空腹吗？"部分医院在抽血室和检验申请单上也有提示："患者抽血前应空腹"。

随着医学的发展，临床检验项目不断增加，目前我们国家批准的检验项目就有1000多项。各个医院根据临床诊疗的需求不同，开展的检验项目数量和内容也不同，但是基本的检验项目是相同的，包括几大类：血液、生化、免疫等（如血、尿、便常规检查，肝功能、肾功能、血糖、血脂、凝血功能相关项目、肝炎病毒等检查）。这么多的检验项目哪些必须空腹抽血？

临床生物化学检测项目中，肝功系列、肾功系列、血脂系列、血糖、离子等系列项目的检测，需要空腹抽血检测。

临床免疫检测项目中，甲状腺功能相关的检测项目需要空腹抽血。

而另外一些常见的抽血项目，如血常规、血清肿瘤标志物检查、病毒学指标等，无需空腹。

15. 什么是肿瘤标志物？

肿瘤标志物是指在恶性肿瘤发生和增殖过程中，由于肿瘤细胞的基因不同表达（高或低表达）而合成、分泌并脱落到体液或组织中的物质，或是由机体对肿瘤反应而异常产生并进入体液或组织中的物质。这些物质有的不存在于正常人体内，只存在于胚胎中；有的在正常人体内含量很低，当身体内发生肿瘤时其含量逐渐增加超过正常人的水平。总之能够反映肿瘤存在和生长的这一类物质被称为肿瘤标志物。

需要特殊说明的是，肿瘤标志物虽然名称中有"肿瘤"二字，但并非一定和肿瘤相关，其升高和降低与生活方式、炎性疾病及代谢状态等有一定的关系。例如，结直肠癌相关性较高的肿瘤标志物癌胚抗原（CEA），在长期吸烟的人中就可能轻度升高。慢性胃炎、肠炎也可能引起CEA升高。因此，如果您检查发现肿瘤标志物升高，不必过度紧张，需咨询相应的医生帮助您判断是否需要进一步进行检查。

16. 怀疑某种肿瘤时，为什么医生常要求查几种肿瘤标志物？

怀疑某种肿瘤时，医生常要求查几种肿瘤标志物。原因是每种肿瘤标志物的敏感性和特异性都不同。单一指标只能反映某种肿瘤的一个侧面，联合检测多种肿瘤标志物，可以提高该种肿瘤的阳性检出率，帮助临床医生对疾病的诊断。

17. 结直肠癌的相关肿瘤标志物有哪些？

常用的结直肠癌肿瘤标志物包括CEA、CA19-9等。

18. 体检发现肿瘤标志物升高，是不是得癌了？

如果无相关临床表现，仅单次检查提示某项肿瘤标志物轻度升高，不必过于紧张。应该找专科医生就诊，先排除一些影响检测结果的因素，并再次复查。如果动态监测结果持续升高，则提示有存在肿瘤的可能性，应及早行进一步检查。

19. 化验单上的CEA是什么意思？

CEA是癌胚抗原的英文缩写，为存在于结直肠癌及胚胎结肠黏膜上皮细胞的一种糖蛋白，由胎儿胃肠道上皮组织、胰和肝的细胞合成。通常在妊娠前6个月内CEA含量增高，出生后含量下降。健康成年人血清CEA浓度小于5μg/L。而患胃肠道肿瘤时，CEA反流入淋巴或血液而致血清CEA升高。CEA是一种广谱肿瘤标志物，在多种恶性肿瘤中都有升高，如肺癌、结直肠癌、胰腺癌、胃癌、乳腺癌等。CEA含量还受到其他因素的影响。吸烟者可能出现假阳性，妊娠期妇女以及心血管疾病、糖尿病、非特异性结肠炎中有15%～53%的患者血清CEA也会升高。

20. 血液检查CEA升高，便潜血阳性，是不是一定得了结直肠癌？

便潜血试验，是直肠癌最简单的常规检查方法。阳性不一定就是癌症。对便潜血试验阳性者，应进一步做结肠镜检查，以便进一步明确诊断；若便潜血试验阴性，而临床上高度疑为结直肠癌时，应重复检查。

血清CEA是一种广谱肿瘤标志物，有50%～80%的结直肠癌患者血清CEA是升高的。但升高不一定就是结直肠癌，需要结合其他的检测结果综合分析进行诊断。但CEA水平在术后的监测中有一定参考价值，手术切除肿瘤以后3周内CEA下降到正常范围，如术后下降不明显则说明切除不完全，或已有转移，预后不好；如下降一段时间后又升高，则提示复发。其他还有CA19-9等也可作为结直肠癌的辅助诊断指标。

21. 肿瘤标志物可以用来评价疗效吗?

肿瘤标志物最重要的价值是观察手术、放疗或药物治疗是否有效。任何肿瘤标志物都有一定的半衰期,也就是有一定的代谢时间。如果某种标志物的浓度持续时间显著超过正常范围,则表明存在肿瘤残留,如手术切除不足、肿瘤耐药、肿瘤复发等情况。

22. 为什么已经诊断肿瘤,但是肿瘤标志物并不升高?

总体而言,肿瘤标志物的敏感性并不高,造成尽管已明确诊断为肿瘤,但肿瘤标志物正常的情况,也就是医生所说的假阴性。下述原因与假阴性相关:①产生肿瘤标志物的肿瘤细胞数目少。②细胞表面被封闭。③机体体液中一些抗体与肿瘤标志物(肿瘤抗原)形成免疫复合物。④肿瘤组织本身血液循环差,产生的肿瘤标志物不能分泌到外周血中。此外,血标本的采集和贮存不当也会影响肿瘤标志物测定的结果。

23. 大便颜色黑伴乏力的患者需要做什么检查?

黑便一般与消化道出现血性物质有关。根据来源,可以分为内源性和外源性,前者来自患者本身,如消化道出血,且以上消化道出血为多,这种情况下便潜血试验通常为阳性。而外源性途径多为经口进食血液性制品,如鸭血、猪血等,某些中药也可产生黑便,但这种黑便的潜血试验通常是阴性的。为辨明黑便原因,通常要进行便潜血试验，如结果阳性，则要进一步行内镜等检查。引起便潜血阳性的原因中以消化道肿瘤多见，所以需要引起重视。

如存在黑便且乏力的情况，有必要进行血常规检查，判断有无贫血及贫血的程度，防止因贫血而出现晕厥等危险情况。

24. 什么是便潜血？便潜血试验对诊断结直肠癌有何帮助？

便潜血是指消化道少量出血，红细胞被消化破坏，而粪便外观无异常改变，肉眼和显微镜下均不能证实的出血。利用各种特殊的酶联免疫方法，人们可以检测出消化道的微量出血，这些方法统称为便潜血试验。便潜血试验的意义在于早期提示消化道肿瘤。文献表明，约20%消化道肿瘤患者便潜血试验阳性，晚期肿瘤则可达90%以上，并呈持续阳性。因此便潜血试验常作为筛查消化道肿瘤的首选检查。此外，其他引起消化道出血的疾病也可导致便潜血试验阳性，如消化道溃疡、炎症、细菌性痢疾、直肠息肉、痔疮出血等。

25. 留取便潜血标本需要做哪些准备？

由于化学法主要是通过血红蛋白中含铁血红素具有过氧化物酶活性分解过氧化物、催化色原物质氧化呈色等一系列化学反应得出检测结果，这就要求患者应在留取便潜血标本前3天禁食动物血、肉类、维生素C等，以免在用化学法检查便潜血时出现假阳性结果。而用免疫法进行便潜血检查则是直接检测大便中的血红蛋白，故不需要禁食上述食品。但是如果出血部位在上消化道，由于红细胞或血红蛋白会被消化分解，这时采用免疫法进行检测则会出现假阴性结果，故需采用化学法进行检测。

26. 接受放化疗为什么要频繁进行血常规检查？

因为放化疗对患者骨髓造血功能有影响，所以，肿瘤患者在接受放化疗之前一定要进行血常规检查，以确定是否能够进行放化疗。血常规检查白细胞计数需大于3.0×10^9/L且血小板计数大于80×10^9/L，患者才能进行放化疗。若白细胞、血小板太低，是不能进行放化疗的，否则会进一步抑制骨髓的造血功能，从而使白细胞进一步降低，导致患者免疫力下降，易发感染，或者因血小板太低造成出血等危险情况。在放化疗期间以及结束后也要定期复查血常规，以监测患者骨髓造血状态。有的患者在放化疗结束时查血常规可能是正常的或者白细胞、血小板稍低，不需要药物进一步治疗，但是一般的化疗药物或者放疗的射线还会有后期效应，这些效应并不能完全在治疗期间显现，在治疗结束后还会继续影响骨髓的造血功能，使得白细胞、血小板进一步降低，所以在放化疗结束后也需要定期复查血常规，以便及时发现问题，及时给予相应的治疗，防止危急情况的发生。

27. 什么情况下医生会让患者进行尿常规检查？

尿常规检查是临床上最常用的重要检查项目之一，一般出现以下情况时会让患者进行尿常规检查。

（1）对怀疑泌尿系统感染的患者，如有尿急、尿痛、尿频等尿路刺激征或者腰部肾区叩痛、血尿等症状的患者，以便确认尿中是否有白细胞、红细胞或蛋白等。

（2）对有黄疸症状的患者，以确认是否有尿胆红素的增高，是否有肝胆系统的疾病等。

（3）对有代谢性疾病的患者，可确认有无尿糖、酮体升高，可筛查患者有无糖尿病等。

（4）对怀疑泌尿系统结石或肿瘤的患者，可确认有无尿潜血、红细胞等，以帮助临床早期诊断及鉴别诊断。

28. 什么是晨尿？尿常规检查为什么一般要求留取晨尿进行检测？

尿常规检查时一般最好留取晨尿送检，那么什么是晨尿呢？晨尿就是清晨起床后第一次排尿时收集的尿液标本。这种尿液标本较为浓缩，尿液中的血细胞、上皮细胞、病理细胞、管型等有形成分的浓度较高，形态也较为完整，有利于尿液形态学和化学成分分析。

29. 什么是中段尿？留取合格的尿常规分析标本有哪些注意事项？

留取尿常规分析时一般要求患者取中段尿标本送检，那么什么是中段尿呢？中段尿顾名思义就是排尿过程中中间排出的尿，既不留先排出的尿，也不留最后排出的尿，只收集留下中间段的尿液。这种标本有什么好处呢？它可以避免男性精液和女性外阴的一些分泌物混入尿液标本中对检查结果造成影响，从而出现一些检查项目的假性升高。

尿常规分析标本虽然易得，但是留取合格的标本对于得到正确的化验结果也是至关重要的。尤其是尿标本一般由患者自己留取送检，患者更应该遵从医嘱留取标本。那么留取合格的尿常规分析标本还有哪些注意事项呢？

（1）留取尿常规分析标本前到医院指定地点领取清洁的一次性标本容器。

（2）女性患者应避开月经期，在外阴清洁的情况下留取中段晨尿送检。

（3）男性患者应避免精液、前列腺液等对标本的污染。

（4）留取标本后要立即送检。如送检不及时，就会导致尿液中细菌繁殖、酸碱度改变、细胞等有形成分破裂，造成检测结果不准确。

30. 什么情况下需要做便常规检查？

一般在患者有腹泻、腹痛、排便习惯改变等症状，怀疑胃肠等消化系统有感染、出血、寄生虫感染或肿瘤时，需要做便常规检查。

31. 便常规检查包括哪些项目？各有什么临床意义？

便常规检查一般包括大便外观、白细胞、红细胞、寄生虫等。大便外观主要是观察大便的颜色和性状，有助于医生初步判断疾病类型；白细胞增多主要见于肠道炎症；红细胞增多主要见于消化道出血、痔疮或肿瘤等；寄生虫或虫卵主要见于寄生虫感染。

32. 如何留取合格的便常规检查标本？

大便标本也是由患者自己留取送检，同样，留取合格的标本对于得到正确的化验结果也是至关重要的。所以患者应该遵从医嘱留取标本。留取合格的便常规标本有哪些注意事项呢？

（1）留取便常规检查标本前到医院指定地点领取清洁的一次性防渗漏标本容器。

（2）应留取异常成分的粪便如含有黏液、脓血等病变成分的标本送检；外观如无异常，需从表面、深处及粪便多处取材送检。送检标本取量以蚕豆大小为宜。

（3）灌肠标本或服油类泻剂的粪便标本不宜送检。

（4）应避免混有尿液、消毒剂及污水等杂物。

（5）留取后应立即送检。放置时间过久，可能会导致细胞破裂、阿米巴等一些寄生虫死亡，难以检出异常成分，从而影响检测结果的准确性。

33. 患者有痔疮，经常大便带血，医生为什么建议做结肠镜检查？

痔疮的主要临床表现为大便带血，而部分直肠癌，甚至结肠癌也可以表现为大便带血。因此，临床上常有直肠癌误诊为痔疮而延误治疗的病例，主要原因是仅凭症状及大便化验而诊断，未进行直肠指诊和结肠镜检查。因此，对于大便带有脓血、排便习惯及大便性状改变、CEA 等肿瘤标志物升高的患者，应考虑到结直肠癌可能，需行结肠镜检查。结肠镜检查可以提供更准确的诊断，帮助医生确定出血原因，并排除其他潜在的结肠疾病，如结肠息肉、炎症性肠病、肠道肿瘤等。这种检查能够直接观察肠道内部情况，对于早期诊断和治疗非常重要。如果患有痔疮并且经常大便带血，建议遵循医生的建议并尽早进行结肠镜检查。

34. 结肠镜检查前如何进行肠道准备？

肠道准备是结肠镜检查的基本保障，肠道准备的清洁度直接影响结肠镜检查的结果。肠腔内的粪便可掩盖黏膜病变，有文献报道因为肠道准备不充分而漏诊扁平腺瘤的发生率可高达27%，甚至可因视野不清、肠腔走向不明导致出血等严重并发症。有效地清洁肠道是结肠镜检查成功的关键，清洁的肠道为顺利进镜、观察结肠黏膜、准确取得活检组织标本、经结肠镜切除息肉等治疗活动顺利进行提供了基本条件。

结肠镜检查通常需要进行肠道准备，以确保肠道内部清晰可见，提高检查效果。以下是一般的肠道准备步骤。

（1）饮食调整：在进行结肠镜检查前一天，通常需要液体饮食或者低渣饮食。这意味着需要避免食用纤维含量高的食物，如全麦面包、坚果、蔬菜和水果，而选择低纤维的食物，如白米饭、白面包和煮熟的肉类。

（2）清洁肠道：在进行结肠镜检查的前一天晚上，医生可能会建议使用缓泻药物或者清洁灌肠来清空肠道。这些方法会导致频繁排便，排出肠道内的固体物质，以确保结肠镜检查时肠道清洁。

（3）合理饮水：在进行结肠镜检查前一晚到检查当天，医生可能会要求饮用大量清水。这有助于保持体内水分充足，防止脱水现象发生。

35. 结肠镜检查有哪些风险？

结肠镜检查的主要风险有出血、穿孔、疾病的漏诊等。

结直肠镜检查是用来检查结直肠癌症或癌前病变的一种技术。它的并发症之一是会造成结直肠壁穿孔或损伤。文献报道在结肠镜检查中，发生穿孔的概率为0.19%，也就是说1000个做肠镜的患者会有近2例出现穿孔的情形；但同篇文献中也指出穿孔发生的主要原因是医疗技术人员的操作技术与手法原因造成，所以推荐在有经验的医疗中心做结肠镜检查。而结肠镜检查中出血，主要指在进镜过程中对黏膜的擦伤，尤其是有腹部手术病史的患者（如子宫切除、阑尾炎或胆囊炎手术），一方面在接受结肠镜检查时较为难受，另一方面也容易发生结肠黏膜的擦伤。但文献报道，结肠镜检查中发生出血的概率仅为2%～7%，原因同样与操作者的技术熟练程度有关，另外也与受检者的配合程度有关。所以接受结肠镜检查的患者，一定要配合操作医生及护士的指示，及时地翻转体位，合理地呼气或吸气，90%的患者可以较为顺利、无痛苦地完成结肠镜检查，同时降低在操作过程中擦伤肠道的可能。

文献报道，即使经验丰富的内镜医生，在结肠镜检查中也会有27%的结肠病变漏诊的情况，但漏诊病灶多为早期腺瘤，对结肠癌的漏诊率小于1%。而充分的肠道准备、患者良好的配合度，均可有效避免肠道病变的漏诊。

这些风险大多发生在操作过程中。对于大部分受检者而言，一般不会发生这些情况。如果出现身体不适，建议及时告知医生。另外，现在结肠镜检查一般都较为规范，可以进行有效的预防和处理。因此进行结肠镜检查之前不要过度担心。在医生指导下进行检查，有异常及时沟通，以保证检查的顺利完成。

36. 结肠镜检查痛苦吗？

很多人因对结肠镜检查心存恐惧而拒绝接受。其实，结肠镜与胃镜一样方便。它通过肛门插入逆行向上到直肠、乙状结肠、降结肠、横结肠、升结肠和盲肠以及与结直肠相连的一小段小肠（回肠末段）。通过结肠镜不但可以清楚地发现肠道病变，还可对部分肠道病变进行治疗，如结直肠息肉等良性病变镜下直接摘除，对怀疑有恶变的肠道疾病进行活检。

检查时医生会通过结肠镜向肠腔内注入一定量气体便于观察。由于肠道结构迂回曲折，检查过程中受检者可能有不同程度的胀痛或牵拉感觉，只要受检者能够镇定地按照医生的嘱咐积极配合，绝大多数人可耐受并完成检查。对于过分紧张或高度肠痉挛的受检者，可使用镇静剂或解痉药物，或改行无痛内镜检查。

结肠镜可以观察肠道病变的位置、大小、形态，并能发现1cm以下早期的癌肿，还能完成全癌活检，了解其病理分化程度。因此，凡有排便习惯改变、不明原因下消化道出血，尤其是40岁以上者，遵医嘱均应进行结肠镜检查，不要因对其不了解而拒绝应该接受的检查，而丧失了诊疗的最佳时机。

37. 内镜无法通过的结直肠癌患者该如何选择影像学检查？

对于内镜无法通过的结直肠癌患者，可以考虑选择影像学检查来进一步诊断。常用的影像学检查方法包括CT、MRI和PET/CT等。这些影像学检查方法可以通过观察肿瘤的形态、大小、位置、周围浸润情况以及淋巴结转移等情况，来提供对结直肠癌的辅助诊断和评估。

需要注意的是，影像学检查只能提供结直肠癌的间接影像，不能直接观察到肿瘤的组织学特征，因此，对于结直肠癌的诊断仍需要结合内镜检查和病理学检查结果。同时，影像学检查也存在一定的局限性，如对小病灶和早期肿瘤的检出率较低，对肠道准备情况要求较高等，因此需要根据患者的具体情况选择合适的影像学检查方法。

内镜无法通过的结直肠癌患者，如果没有肠梗阻发生，CT结直肠仿真内镜是首选检查方法。CT结直肠仿真内镜检查在发现结直肠癌上的效能与内镜相仿，同时具有安全性高、检查时间短、痛苦小等优点，大部分患者均可顺利完成检查。CT结直肠仿真内镜不仅可以对结直肠肿瘤本身进行评估，同时也可以发现肠外病变，尤其是淋巴结、肝脏、肺等器官的病变，对患者的治疗有重要的指导价值。钡灌肠检查同样可以完成全结直肠的影像学评估，但无法观察肠道外病变，而且检查时间长，检查耐受性也不如CT，目前仅作为CT检查的备选检查。

总之，对于内镜检查无法通过的结直肠癌患者，可以选择合适的影像学检查方法来辅助诊断，但最终的诊断仍需要结合内镜和病理学检查结果。

38. 结直肠癌为什么要做影像学检查？

结直肠癌治疗方案的选择依赖于对肿瘤的准确评估，否则就会出现过度医疗或治疗不足的现象，对预后均是不利的。早期癌可以通过内镜或经肛门局部切除等微创手术治疗，而不适合微创治疗的早期癌和进展期癌则需要准确分期，根据肿瘤分期的不同选择最佳治疗方案。影像学检查对结直肠癌的检出、定位、分期、危险性评估、并发症的诊断、肿瘤复发、转移及疗效评价等均具有重要价值，从而为肿瘤最佳治疗方案的选择提供了重要的保障，因此，结直肠肿瘤患者完成相应的影像学检查是非常必要的。

39. 超声检查对结直肠癌的诊疗有什么意义？

常规超声检查方法主要包括经腹超声、腔内超声及术中超声等。

经腹超声具有操作简单、安全、无创、无辐射等优点，在临床中应用广泛。但对结直肠癌诊断和分期作用有限，无法发现较小的结直肠癌原发肿瘤，也无法对肿瘤进行精确定位。同时在肝转移瘤诊断方面，经腹超声对肝脏肿瘤定性不如 CT 和 MRI。超声对比剂的应用在一定程度上提高了肝脏肿瘤诊断的准确性，但该项检查仍存在一定影像学检查盲区（如膈顶区），且对操作者手法和经验依赖性较强。目前经腹超声主要用于肝转移瘤的筛查。

腔内超声主要包括直肠腔内超声和内镜超声。常规直肠腔内超声是将探头直接伸入直肠内对直肠肿瘤进行超声扫描，诊断直肠癌局部浸润的准确性高于 CT 和 MRI，尤其是对早期直肠癌诊断更为精确，是中下段直肠癌值得推荐的影像学检查方法。内镜超声是将内镜检查和超声检查相融合，从而突破了常规直肠腔内超声探头长度的限制，可以对整个结直肠进行检查，已经成为结直肠癌术前的重要影像学检查方法。但同样受到超声扫描范围限制，对转移病灶的探查能力有限，需联合其他影像学检查方法。

术中超声主要用于结直肠癌肝转移治疗的患者。由于有些转移灶位置较深、病灶小等因素，手术中也无法直观发现或触及，术中超声有利于肝转移瘤病变的检出和定位，对手术方式的选择具有重要指导价值。

40. 结直肠肿瘤患者都需要做影像学检查吗？通常需要做哪些影像学检查？

结直肠肿瘤患者需做全结直肠检查，目前，首选的检查方法是结肠镜。结肠镜不仅可以直观观测到肿瘤，更可以对肿瘤进行活检获得病理组织，为肿瘤诊断及治疗提供依据。同时对于早期结直肠肿瘤，内镜下微创治疗已成为首选治疗方法，具有损伤小、费用低、疗效与手术相当等优点。对于内镜可以微创治疗的结直肠肿瘤患者，常规影像学检查的价值不大，不作为常规推荐。对于经内镜治疗后存在高危因素或无法内镜切除的患者，需常规行胸腹盆腔增强CT检查，推荐结合CT结直肠仿真内镜技术及血管成像技术，对肿瘤部位、分期、大小、供血、系膜及血管侵犯等准确评估。直肠癌患者需行小野高分辨率直肠MRI检查，肝脏存在可疑或诊断不明确病灶的患者，需行肝脏MRI检查。

41. 什么是CT增强扫描？在结直肠肿瘤诊治中有什么意义？

增强扫描是指经静脉给予水溶性碘对比剂后再行扫描，使病变组织与邻近正常组织间的密度差增加，从而提高病变显示率。病变组织密度增加称为增强或强化，其机制是病变组织内血管丰富或血流缓慢，含碘对比剂在病理组织中停滞、积蓄而强化。因此增强扫描可反映病理组织性质。

CT增强扫描对结直肠癌肿瘤的发现及肿瘤浸润深度的判断价值不高，对于结直肠癌筛查的人群，非增强低剂量CT检查是推荐的影像学检查方法。增强CT检查主要用于确诊的结直肠肿瘤患者的分期及随访，可以提高病变定性诊断及检出率，尤其是对肝转移瘤及淋巴结转移诊断方面尤为重要。对于已经确诊的结直肠癌患者，如无明确增强禁忌证，无论是治疗前的肿瘤分期还是治疗后的随访均推荐CT增强检查，以防止平扫CT组织分辨率不足造成病变的漏诊。

42. 磁共振成像在结直肠癌诊断中有什么意义？

磁共振成像（MRI）对软组织的分辨率高于CT，不仅可以对局部直肠肿瘤浸润深度进行准确分期，同时可以根据淋巴结大小、形态、边缘和内部信号准确评估淋巴结性质，对于评估直肠系膜和壁外血管侵犯更是最佳手段，是目前直肠癌的首选检查方法。不仅如此，直肠MRI检查还可以比较准确地评估新辅助治疗后直肠癌肿瘤退缩情况，对于达到临床完全缓解的低位直肠癌患者，可以采取等待观察的治疗策略，使得一部分患者在肿瘤治愈的同时保全了肛门功能，明显提高生活质量。对于结直肠癌肝转移病灶，尽管增强CT可以发现部分病灶，但对于1cm以下的小病灶检出和病灶定性诊断效能明显低于MRI。尤其是肝脏特异性对比剂及弥散加权成像（DWI）的引入，更加提高了MRI对微小转移病灶的检出能力，是肝脏病灶诊断的最佳影像学检查方法。

43. 什么是PET/CT？

PET/CT全称是正电子发射计算机体层显像仪，是正电子发射体层成像（PET）-X射线与CT有机地一体化组合而形成的功能分子影像成像系统。

PET即正电子发射体层成像，是一种通过了解病灶部位对正电子核素示踪剂的摄取情况掌握病灶代谢状态的核医学影像技术。

CT即计算机体层成像，是通过X射线对人体进行体层检查，其对解剖结构的分辨较PET清晰。

PET/CT将以上两种技术有机地整合至同一台设备，并把不同性质的图像有机地融合显示。此技术是将极其微量的正电子核素示踪剂注射到人体内，然后采用PET探测这些正电子核素在人体各脏器的分布情况，通过计算机体层显像的方法显示人体主要器官的生理代谢功能和结构，同时应用CT技术为这些核素分布情况进行精确定位。该技术可同时显示器官的解剖情况和功能信息，是目前影像诊断技术中较为理想的结合。

44. PET/CT 在结直肠癌检查中有什么特点？

PET属于功能显像，灵敏度高，能发现病变的早期变化，但由于PET/CT分辨率低以及消化道对氟代脱氧葡萄糖（FDG）摄取等原因，难以对原发直肠癌浸润深度进行准确评价，而不被列为结直肠癌常规检查，主要应用于肿瘤的复发和转移的评估和监测。

三、治疗篇

45. 结直肠癌有哪几种治疗方法?

与其他肿瘤一样,结直肠癌的治疗有外科治疗、放疗、化疗(包括靶向治疗)三种传统的治疗方法。近年来兴起的生物治疗(免疫治疗、基因治疗等)可能在未来会发挥越来越大的作用,但目前适合免疫治疗的结直肠癌患者还比较少。中医中药也可发挥一定的辅助治疗作用。

46. 什么是结直肠癌的多学科综合治疗?

就是根据患者结直肠癌的临床和病理分期、部位、病理类型、生物学行为、分子生物学特征以及患者的具体状况有计划地、合理地、个体化地安排现有的各种治疗手段(手术、放疗、化疗、靶向治疗、免疫治疗等),以最大限度地提高治疗效果,最大限度地降低治疗的毒副作用,最大限度地保留脏器功能和改善生活质量,尽可能地延长生存期。

(一)外科治疗

47. 结直肠癌外科治疗遵循的原则是什么?

结直肠癌外科治疗遵循以下原则:①手术前明确诊断。②个体化：根据肿瘤的位置、病理类型、分化程度、分期、生物学特性、患者自身的身体状况和条件选择合理的手术方式和手术范围，切除足够的肿瘤周围正常组织和彻底清扫淋巴结，做到既不切除不足，降低手术的根治性，又不手术过度，切除不必要的组织和器官。③综合治疗：明确外科治疗的作用，把外科治疗作为综合治疗的一部分。④无瘤原则：防止医源性肿瘤播散。

48. 什么叫根治性手术？什么叫姑息性手术？

根治性手术是指以力求达到根除疾病为目的的外科手术，属于局部治疗手段，不同恶性肿瘤实施根治性手术切除的范围都有具体规定，是恶性肿瘤外科治疗的标准术式之一。绝大多数早期恶性肿瘤患者通过根治性手术可以达到根治的目的。

但需注意的是，根治性手术并非都能达到根除肿瘤的目的，这与肿瘤的具体分期、生物学行为、恶性程度、患者的抵抗力等密切相关。此外，某些早期癌症并不需要切除如此大的范围也能达到"根治"的效果，并能保留器官的功能。因此，患者及家属应该听取医生的建议是否实施根治性手术或保留器官功能的手术。

姑息性手术是指以解除肿瘤并发症、减轻患者痛苦、提高生活质量、减轻体内肿瘤负荷为目的切除原发病灶或转移性病灶的手术。

49. 什么是急诊手术、限期手术和择期手术？

外科手术根据疾病的危急程度分为急诊手术、限期手术和择期手术。

急诊手术是指需要在最短的时间内必须进行的紧急手术，否则会危及患者的生命，如肝、脾破裂导致出血的手术。

限期手术是指需要在一定限期内实施的手术，即外科手术时间不宜延迟过久，手术前也有一定的准备时间，否则会影响其治疗效果或失去治疗的有利时机的一类手术，如各种恶性肿瘤的根治性手术。

择期手术是指可以选择适当时机实施的手术，手术时机的把握不致影响治疗效果，允许术前充分准备或观察，再选择最有利的时机施行手术，如对良性病变进行的手术、整形类手术等。

50. 什么是腹腔镜结直肠癌手术？

腹腔镜结直肠癌手术是一种新型的微创切除技术，始于20世纪80年代末，目前已经完善成熟。具体操作方法：通过腹腔镜在显示屏上显示腹腔内的病变，并在它的指导下通过专用的套管置入各种操作系统，进行分离、止血、切除、吻合等操作。现有的前瞻性研究结果显示，腹腔镜结直肠癌手术已被证明是一个安全的手术，与开放的结直肠癌手术相比，二者在淋巴结清扫、切口种植和术后生存率方面相近，说明腹腔镜手术适用于结直肠外科。目前，几乎所有的传统开放结直肠手术均可应用腹腔镜技术完成，主要包括右半结肠切除术、左半结肠切除术、乙状结肠切除术、全结肠切除术和直肠切除术（Miles手术、Dixon手术）等。

51. 腹腔镜结直肠癌手术有什么优势？

腹腔镜结直肠癌手术尽管在结直肠癌的应用上仍存在争议，但越来越多的证据表明其在肿瘤治疗的远期疗效上与开腹手术的效果是相似的，所以其在临床上的广泛应用是未来的必然发展趋势。与传统的开腹手术比，具有以下优势：创伤小，腹壁切口小，外表美观；术后疼痛轻；伤口愈合快；胃肠道及全身恢复快；术后并发症发生率低；住院时间短。

52. 腹腔镜结直肠癌手术的适应证及禁忌证有哪些？

腹腔镜结直肠癌手术的适应证与开腹手术大致相同，适用于早期和进展期结直肠癌，包括：①根治性手术，适用于各段结直肠癌，总体而言横结肠、低位直肠癌难度较大，切除范围包括肿瘤所在肠袢、系膜及其区域淋巴结等。②姑息性手术，对晚期伴有广泛转移的结直肠癌，可行腹腔镜肠造口、姑息性切除等。

腹腔镜结直肠癌手术的禁忌证包括：①结直肠癌致肠梗阻或肠穿孔等急诊手术。②晚期肿瘤广泛侵及邻近组织和器官，如子宫、膀胱、小肠和十二指肠等，或瘤体直径过大、融合成团的淋巴结转移或伴有腹腔广泛转移等。③腹腔镜技术受限的情况，如过度肥胖、腹腔内广泛粘连、合并肠梗阻和妊娠等。④腹壁或腹腔内严重感染者。⑤可能导致难以控制的出血等情况，如门静脉高压和凝血功能障碍等。⑥不能耐受长时间气腹的疾病，如严重的心肺疾病和脓毒症休克等。但腹腔镜结直肠癌手术的禁忌证不是一成不变的，而是在动态变化之中。随着理论和技术的发展，目前的禁忌证也可能成为适应证。

53. 结肠癌主要的手术方式有哪几种?

（1）右半结肠切除术：适用于盲肠、升结肠及结肠肝曲部癌肿。切除范围：回肠末端15～20cm、盲肠、升结肠及横结肠的右半，连同所属系膜及淋巴结。肝曲的癌肿尚需切除横结肠大部及胃网膜右动脉组的淋巴结。切除后做回-结肠端端吻合、端侧吻合或侧侧吻合。

（2）左半结肠切除术：适用于降结肠、结肠脾曲部癌肿。切除范围：横结肠左半、降结肠、部分或全部乙状结肠，连同所属系膜及淋巴结。切除后结肠与结肠或结肠与直肠端端吻合、端侧吻合或侧侧吻合。

（3）横结肠切除术：适用于横结肠癌肿。切除范围：横结肠及肝曲、脾曲。切除后做升-降结肠端端吻合、端侧吻合或侧侧吻合。若吻合张力过大，可加做右半结肠切除，做回-结肠吻合。

（4）乙状结肠癌的根治切除手术：根据癌肿的具体部位，除切除乙状结肠外，或做降结肠切除或部分直肠切除。做结肠-结肠或结肠-直肠吻合。

（5）伴有肠梗阻患者的手术：术前做肠道准备后如肠内容物明显减少，患者情况允许，可做一期切除吻合，术中采取保护措施，尽量减少污染。如肠道充盈，患者情况差，可先做肿瘤近侧的结肠造口术，待患者情况好转后再行二期根治性切除术。

（6）不能做根治术的手术：肿瘤局部浸润广泛，或与周围组织、脏器固定不能切除时，若肠管已梗阻或不久可能梗阻，可做肿瘤远侧与近侧的短路手术，也可做结肠造口术。如果有远处脏器转移而局部肿瘤尚允许切除，可做局部姑息切除，以改善梗阻、慢性失血、感染中毒等症状。

（7）结肠癌局部切除术：对肿瘤直径＜2cm的病变，病理为高级别上皮内瘤变或腺瘤恶变，病变仅局限于黏膜层及黏膜下层者可采用结肠节段切除术。

（8）腹腔镜结肠癌手术：近年来伴随医疗技术及生物器械的进展，微创手术理念及技术逐渐成熟，结肠癌应用腹腔镜操作已基本成熟。对于一部分结肠癌患者，严格掌握适应证的条件下可开展经自然腔道内镜手术（NOSES）等术式。

（9）NOSES：NOSES是一种新兴的手术方式，它是使用腹腔镜器械、透射电子显微镜（TEM）或软质内镜等设备完成腹腔内手术操作，经自然腔道（直肠、阴道、口腔）取标本的腹壁无辅助切口手术。与传统腹腔镜结直肠手术相比，NOSES手术在沿袭常规腹腔镜结直肠手术技术同时，经自然腔道取出标本，避免了腹壁取标本的辅助切口，术后腹壁仅存留几处微小的瘢痕。NOSES手术不仅保证了肿瘤的根治性切除，同时也能达到最佳的微创效果，明显缩短了术后恢复时间，减轻了患者的痛苦。目前，NOSES手术在我国及世界都还处于起步阶段，但发展非常迅速。

（10）单孔腹腔镜结直肠癌手术：单孔腹腔镜手术是在腹壁的单切口置入单孔操作平台，通过多个套管分别置入腹腔镜及操作器械完成手术。该技术的优势在于高清视野下操作精细化，更有利于高位淋巴结清扫、神经辨识和平面暴露等。与传统腹腔镜手术相比，单孔腹腔镜结直肠癌切除术在保证相似的围手术期安全性和肿瘤学疗效的前提下，有望带来一些额外的获益，如更短的切口长度，更少的出血量、切口疼痛和镇痛药使用，更短的术后住院时间，以及更快的术后恢复和更少的住院花费。虽然该技术已经获得了一定的成果，但仍需要医生在实践中不断探索和完善。

（11）机器人结肠癌手术：机器人结肠癌手术是一种新兴的微创治疗方法，近年来得到了广泛的关注和应用。该手术具有清晰而立体的手术视野、灵活且稳定的手术操作等特点，尤其适用于操作空间狭窄、对解剖平面要求较高的手术。与传统手术相比，机器人结肠癌手术具有创伤小、出血少、恢复快等优点，可以显著减轻患者的痛苦和经济负担。此外，机器人结肠癌手术还可以实现肿瘤的根治切除，降低术后复发率。但机器人直肠癌根治术相比腹腔镜技术是否更具优势尚缺乏有力证据。

54. 结肠癌在什么情况下适合采用手术治疗？

（1）全身状态和各脏器功能可耐受手术。

（2）肿瘤局限于肠壁或侵犯周围脏器，但可以整块切除，区域淋巴结能完整清扫。

（3）已有远处转移，如肝转移、卵巢转移、肺转移等，但可全部切除，可酌情同期或分期切除转移灶。

（4）广泛侵袭或远处转移，但伴有肠梗阻、消化道大出血、肠穿孔等症状应选择姑息性手术。

55. 结肠癌患者在什么情况下不适合采用手术治疗？

（1）全身状态和各脏器功能不能耐受麻醉和手术。

（2）广泛远处转移和外侵，无法完整切除，无肠梗阻、肠穿孔、消化道大出血等严重并发症。

56. 什么是加速康复外科？

加速康复外科（ERAS）是一种以患者为中心的外科诊疗模式，旨在通过优化手术前、手术中和手术后的各个环节，缩短住院时间，减少并发症，提高患者满意度和术后康复速度。目前ERAS理念在外科领域得到广泛应用，尤其在胃肠手术、肝胆胰手术、腹腔镜手术等领域。

57. 加速康复外科包括哪些方面？它的优点有哪些？

加速康复外科（ERAS）的实施包括多个方面，如优化术前准备、改进手术方式、减少术后疼痛、促进术后康复等。ERAS的实施能够提高患者的术后体验，减轻疼痛，缩短住院时间，降低医疗费用，并且对于某些手术来说，还能够降低手术风险。ERAS已经成为现代外科发展的重要方向之一，未来ERAS的应用范围将会越来越广泛。

58. 直肠癌根治术的原则是什么？

直肠癌根治切除是直肠癌最重要的治疗手段，是保证治疗效果的关键，所以进行规范、合理的手术治疗就显得非常重要。其根治手术应遵循以下原则：充分的原发灶切除，保证充足的切缘，特别要保证下切缘及环周切缘的阴性，切除合理的足够的周围正常组织；合理的淋巴结清扫范围；直肠全系膜切除（TME）；注意保留盆腔自主神经，尽可能保留器官结构的完整，保护脏器功能，改善生活质量。

59. 直肠癌外科治疗的术式有几种?

直肠癌的外科术式较多,大致可分为以下几种:经腹根治性前切除术,是保留肛门的直肠癌根治术;腹会阴联合根治术,是经腹壁和会阴两个切口进行的直肠癌根治术,需永久性结肠腹壁造口;经肛腹腔镜辅助全直肠系膜切除术;局部切除术,如经肛门局部切除、经骶局部切除、经阴道局部切除、内镜经肛门局部切除等。其他,如切除直肠肿瘤、远端直肠闭锁、近端结肠造瘘的 Hartmann 术及姑息性结肠造瘘术等。

60. 直肠癌术式的选择有哪些依据?

(1)肿瘤的位置:肿瘤距肛门的距离是决定术式的关键因素。如果肿瘤距离肛门位置太低,则根治术时无法保留肛门。

(2)肿瘤的临床分期:分期是决定术式的另一个关键因素。对严格选择的 T_1 期直肠癌可行局部切除术,对已侵犯肠壁全层或已有淋巴结转移的低位直肠癌应严格掌握保肛手术指征。

(3)肿瘤的组织学类型和分化程度:手术前活检可以明确组织类型和分化程度,对黏液腺癌、印戒细胞癌、未分化癌应切除更多的直肠远端和周围组织,应从严掌握保肛指征。

(4)患者的自身情况:一般情况如营养状况、是否合并较重的重要脏器疾病等,年龄,肥胖,骨盆解剖情况等。对女性、骨盆较宽、较瘦的患者保肛指征可适当放宽。

(5)患者的保肛愿望:对于保肛愿望强烈的直肠下端癌患者,应和患者进行充分的沟通和交流，使患者对疾病有充分的认识，积极配合治疗。根据具体情况选择合理的术式。

总之，应根据肿瘤和患者的具体情况综合考虑，个体化地确定手术方式，一味地扩大手术，或者一味地为了保肛而缩小手术都是不可取的。

61. 什么是腹会阴联合根治术？

腹会阴联合根治术是对低位直肠癌和肛管癌采用的一种根治术。采用下腹壁及会阴部两个切口，手术范围包括：切除整个肛门、肛管直肠及其周围的肛提肌和脂肪组织，切除盆腔内的直肠、直肠系膜及部分乙状结肠，腹壁行永久性乙状结肠造瘘。这种术式手术创伤大，且需要切除肛门，行永久性结肠造口，所以需要严格把握手术适应证。

62. 什么是直肠癌的保留肛门手术？

保肛手术指所有不破坏肛门括约肌解剖和功能的直肠癌手术，其目的是在不影响患者的远期生存，又不增加局部复发的前提下，保留肛门良好的排便和控便能力，包括各种入路的直肠癌局部切除术，如经腹前切除术、拉出式直肠癌切除术、经腹经肛直肠切除术等。由于在根治术的同时保留了肛门，保证了较高的远期生存率，又改善了生活质量，保肛手术越来越受到医生和患者的欢迎。特别是由于吻合器的广泛应用，使越来越低位置的直肠癌接受保肛手术成为可能。但手术的根治性永远是手术的第一追求，保肛手术不能无原则地盲目进行。

63. 什么是直肠癌全系膜切除术？

直肠癌全系膜切除术是英国外科医生 Heald 于 1982 年最早提出并实施的。因为能明显降低局部复发率，提高远期生存率，目前已成为中低位直肠癌的标准术式。其原则是：手术在骶前间隙中锐性分离；保证盆筋膜脏层的完整；切除全部的直肠系膜或至少切除肿瘤远端 5cm 的直肠系膜；直肠远端切缘距肿瘤下缘 2cm。在经过选择的低位直肠癌病例中，只要能保证阴性切缘，直肠远端切缘 1cm 也是可以接受的。尽可能把清扫范围外的可疑淋巴结切除或活检，但不推荐扩大的淋巴结清扫术。

64. 哪些直肠癌适合经肛局部切除术？

（1）肿瘤距肛缘 8cm 之内。

（2）肿瘤侵犯黏膜层或黏膜下层。

（3）侵犯肠周径小于 30%。

（4）肿瘤小于 3cm。

（5）肿瘤活动，不固定。

（6）高—中分化。

（7）无血管淋巴管侵犯的证据。

（8）治疗前经充分的影像学检查无淋巴结肿大的证据。

（9）切缘大于肿瘤边缘 3mm，且保证切缘阴性。

65. 什么是直肠癌的经腹前切除术?

直肠癌的经腹前切除术是美国医生Dixon于1948年开始推广的直肠癌根治术,所以,又称Dixon术。此术式既根治了肿瘤,又保留了肛门,符合生理要求,是直肠癌切除术中保持排便功能效果最好的手术。一般适用于中高位直肠癌。经过严格选择的低位直肠癌也可行此术式,但必须保证手术的根治性。

66. 什么是Hartmann手术?

Hartmann手术就是经腹切除直肠肿瘤,远端直肠闭锁,近端乙状结肠造瘘。其适应证为:年老体弱,一般状态差,不能耐受腹会阴联合切除术,或者不能保证吻合口顺利愈合;直肠癌局部晚期,广泛外侵,原发瘤可以姑息切除,但复发概率大;直肠癌梗阻或穿孔,急诊手术,不能耐受腹会阴联合切除术或吻合后发生吻合口瘘的概率高。

67. 哪些直肠癌适合经肛腔内微创手术?

直肠癌经肛腔内微创手术(TEM)是1984年开始应用于临床的一种术式,经肛门在内镜直视下行微创手术,要求行直肠壁全层切除。其适应证如下:

(1)肿瘤距肛缘10cm之内。

(2)肿瘤侵犯黏膜层或黏膜下层。

(3)侵犯肠周径小于30%。

（4）肿瘤小于3cm。

（5）肿瘤活动，不固定。

（6）高—中分化。

（7）治疗前经充分的影像学检查无淋巴结肿大的证据。

（8）保证切缘阴性。

68. 什么是直肠癌的功能性根治术？

直肠癌的功能性根治术即在行直肠癌根治术的同时保留盆腔的自主神经，既保证了肿瘤的根治性，最大限度地延长生存期，又尽可能地保留了患者良好的性功能、性满意度和排尿功能，提高了生活质量。

69. 什么是机器人结直肠癌手术？

机器人手术是目前微创外科的最新潮流，近年来，在结直肠癌手术中得到了快速发展，已成为结直肠癌微创治疗的新趋势。机器人手术系统主要由3个部分组成：医生操控系统、立体成像系统以及床旁的臂和器械组成的移动系统。在手术操作过程中，主刀医生坐在医生操控平台前，利用视频成像平台提供的放大10倍的高清晰三维立体图像，通过实时同步操作控制机械臂及手术器械的全部动作来完成结直肠癌的手术操作。因此，机器人手术是主刀医生在计算机辅助下通过操作控制机器臂及手术器械来完成的手术，而非机器人自主进行手术操作。

70. 机器人结直肠手术有什么优势？

机器人结直肠手术是安全可行的，具有同腹腔镜手术及开腹手术相同的肿瘤根治效果及肿瘤生存结局。机器人手术克服了传统腹腔镜技术的诸多缺陷，除了具有腹腔镜手术常规的优势外，机器人手术特有的优势在于：3D高清影像提供立体图像，手术视野更加真实、清晰，有助于辨识解剖层次，更好地保留盆腔自主神经；机器人手术器械具有独特的可转腕结构，可进行540°旋转，突破了双手的动作限制，手术操作更加精细灵活；机器人操作系统可以智能滤除主刀医生动作中的不自主颤动，手术操作更加稳定安全；术者采取坐姿即可完成手术操作，有助于减少术者劳累度；此外还可以在互联网的帮助下实现远程手术，有助于改善医疗资源。然而机器人手术费用昂贵，这在一定程度上也限制了它的广泛开展。

71. 什么是TaTME手术？

TaTME全称为经肛全直肠系膜切除术，是指利用经肛门内镜显微手术或经肛门微创手术的方法，沿"由下而上"的操作路径，并遵循全直肠系膜切除原则的经肛门腹腔镜下操作的直肠癌根治手术。根据是否有腹腔镜的辅助，TaTME分为完全TaTME和腹腔镜辅助的TaTME，完全TaTME由于技术难度相对较大，学习曲线较长，目前开展得越来越少。

72. TaTME手术有什么特点？

TaTME手术的核心价值在于提高了远端直肠系膜切除标本的质量。其适用于中低位直肠癌，尤其是低位直肠癌。对于男性、前列腺肥大、肥胖、肿瘤直径＞4cm、直肠系膜肥厚、低位直肠前壁肿瘤、骨盆狭窄、新辅助放疗引起的组织平面不清晰等"困难骨盆"的直肠癌患者，TaTME可能更具优势，此外，TaTME手术更具微创、美观优势。然而由于较大的手术操作难度，再加上盆腔解剖结构的复杂性以及手术视野狭小等因素的影响，TaTME手术具有一定的挑战性，目前尚未得到推广普及。

73. 什么是肛管及肛门肿瘤？

肛管及肛门肿瘤是一种较为少见的肿瘤，其中肛管癌和肛门癌是两种主要的类型。肛管癌是指发生在齿状线上方1.5～2.0cm处至肛缘的恶性肿瘤，而肛门癌则是指发生在肛缘外，以肛门为中心、直径约6cm的肛门周围恶性肿瘤。与结直肠癌主要病理类型为腺癌不同，肛管及肛门恶性肿瘤主要病理类型则为鳞状细胞癌、基底细胞癌、一穴肛原癌及恶性黑色素瘤等，其中鳞状细胞癌约占肛管及肛门恶性肿瘤的85%。

74. 肛管及肛门恶性肿瘤的病因有哪些？

肛管及肛门恶性肿瘤的发生与多种因素有关，其中包括病毒感染、遗传因素、慢性炎症刺激和吸烟等。其中，高危型人类乳头瘤病毒（HPV）感染与肛管及肛门癌的发生密切相关，HPV感染被认为是肛管鳞状细胞癌的首要病因，80%～85%肛管鳞状细胞癌患者伴HPV感染。

75. 肛管及肛门恶性肿瘤有哪些症状？

肛管及肛门恶性肿瘤的症状主要包括便血、肛门部瘙痒、刺痛、排便习惯改变、局部皮肤变硬或局部原有的瘢痕变硬，有的为局部结节或溃疡形成，部分患者以腹股沟淋巴结肿大为首要症状。

76. 肛管及肛门恶性肿瘤的检查有哪些？

对于怀疑肛管癌的患者，应进行直肠指诊、双侧腹股沟触诊和肛门镜视诊。同时，可结合结肠镜、盆腔CT、肛门内超声和MRI等辅助检查手段。其中，肛门内超声和MRI是最重要的临床分期依据。肛管及肛门恶性肿瘤的确诊主要依靠取局部病变组织进行病理学检查。

77. 肛管及肛门恶性肿瘤如何治疗？

目前，针对肛管及肛门鳞状细胞癌患者主要采取以放化疗为主的综合治疗。根据患者不同分期可个体化选择同步放化疗、放疗、姑息性化疗、靶向治疗及免疫治疗等方案，但靶向治疗和免疫治疗应用于肛管及肛门鳞状细胞癌的疗效仍缺乏高级别证据支持。在20世纪80年代之前，腹会阴联合切除术曾是肛管癌及肛门癌的主要治疗方式。

但自从多学科整合治疗模式被认可后，手术不再作为治疗初诊肛管鳞状细胞癌的首选治疗方式，而是作为其他治疗手段都无效后的治疗方式。

78. 肛管及肛门恶性肿瘤患者的预后如何？

肛管及肛门恶性肿瘤的预后与多种因素有关，包括肿瘤的分期、病理类型、治疗方式以及患者的身体状况等。一般来说，早期发现并接受治疗的患者预后较好。但对于身体功能较差或治疗反应差、晚期发现且可能有转移的患者，治疗效果不佳，复发率高。保持良好的生活习惯、戒烟戒酒、适当运动、保持良好的心态以及健康饮食等都有助于提高预后效果。同时，定期复查和随访也是改善预后的关键。

79. 手术前患者为什么需要禁食、禁水？

所谓禁食、禁水，是指禁止吃食物和饮水。一般手术前都要求患者禁食、禁水，其主要目的是排空胃内容物，避免术中、术后发生呕吐造成误吸。因为手术操作时刺激腹膜或内脏，有些麻醉药物刺激消化系统，造成患者呕吐。而麻醉后，呼吸道的保护性反应已减弱，故呕吐物可误吸入呼吸道引起阻塞或吸入性肺炎。

正常人胃内物质排空需要4～6小时，当情绪激动、恐惧、焦虑或疼痛不适时，排空速度减慢，因此成人一般在手术前8～12小时开始禁食，以保证胃的彻底排空。有些患者偷偷地瞒着医生和护士进食水，这是非常危险的，极易造成手术中误吸，甚至导致窒息死亡的严重后果。如果术前禁食、禁水时间不够或又吃了东西，则需推迟手术时间，甚至取消该手术。

近年来，随着腹腔镜和机器人微创手术的推广，加速康复外科（ERAS）的理念也被越来越多的医生接受。根据ERAS的要求，患者可在术前6小时开始禁食，术前2小时还可以摄入一定量的清流质饮食，目的是调节代谢、缓解患者紧张的情绪、减轻胰岛素抵抗，有助于手术顺利进行和术后顺利恢复。但不同医院对于以上措施的接受程度各不相同，患者需根据主管医生和护士术前宣教的要求进行禁食、禁水。

80. 月经期患者能接受手术吗？

除非是急诊手术，对月经期患者不宜实施择期或限期手术。因为月经期患者脱落的子宫内膜含有较多纤溶酶原激活物，导致血液中纤维蛋白溶解系统活动增强，容易引起出血量增多，增加了手术危险性。此外，月经期患者抵抗力减低，增加了感染的风险。月经期间女性还可能会经历痛经、情绪波动等不适症状，这都会影响手术的舒适度和患者的康复。

81. 手术当天患者家属应该做点什么？

手术当天患者的直系亲属应该在患者进入手术室前到达病房陪伴患者，这对患者是一个安慰。在手术进行过程中，家属（尤其是签署手术同意书的家属）需在手术等候区耐心等待，不要离开，因为在手术中如果发现一些特殊情况，医生需要及时找家属商谈，请家属做出决策并签字。手术结束后，患者回到病房，在向手术医生和麻醉医生了解病情后，家属就可以按照医院要求留人陪护或由院方监护。

82. 手术前为什么需要患者做好心理上的准备？

手术前需要患者做好心理上的准备是非常重要的，这是因为患者的心理状态可以影响手术结果和术后康复。

很多人在手术前会感到焦虑和紧张。做好心理准备可以帮助患者减轻这些负面情绪，使他们更加冷静和放松，这有助于手术过程的顺利进行。一些手术可能需要较长的康复期，而且术后可能会伴随着疼痛和不适。心理准备充分的患者更容易应对这些困难，减少抑郁和其他心理问题的发生。同时，做好心理准备可以帮助患者提高自我控制能力和痛苦忍受力，使他们更容易应对术中和术后可能出现的不适和疼痛。

因此，医护团队和家属要鼓励或帮助患者在手术前做好心理准备，可以通过与医生、心理医生或其他专业人士交流，以及参加心理支持小组等方式来帮助患者建立积极的心态。

83. 为什么手术前需要患者进行呼吸道准备？

手术后患者因为伤口疼痛而不敢深呼吸、咳嗽和排痰，导致呼吸道分泌物在气道内积聚，引起肺通气量下降，加重气道阻塞，造成肺不张，呼吸道易感染致肺炎，因此需在手术前进行呼吸道准备。

吸烟的患者应该在手术前1～2周停止吸烟，以减少上呼吸道的分泌物。年龄较大的患者，可在术前每天适量练习爬楼梯、吹气球等项目。

练习正确咳痰的方法：腹式呼吸（用鼻深吸气，尽力鼓起腹部，屏气1～2秒后，嘴唇微缩成吹蜡烛状缓慢呼气，呼气时腹部自然回缩）数次→深吸气→憋住气→放开声门，收缩腹肌使气体快速冲出将痰咳出。

有呼吸道炎症者，术前应用抗生素、雾化吸入等治疗，待感染控制后才可以接受手术。

84. 手术前一天为什么要为患者做手术区域皮肤准备？

皮肤是机体的天然防御线，手术会破坏此防御线而增加感染的概率。手术前进行皮肤准备的目的就是预防手术后切口感染。皮肤准备通常在手术前一天进行，皮肤准备的内容包括除去患者手术区域的毛发、污垢及微生物。手术区皮肤准备的范围一般应包括以切口为中心，半径在20cm以上的范围。此外，手术前一日患者还应修剪指甲、剃须、洗头、洗澡。小儿可以不剃体毛，只做清洗。

85. 手术当天需要患者做什么准备？

手术日不要化妆，要去除患者的唇膏、指甲油，以便于手术中观察患者末梢血液循环情况；要取下活动性义齿，因为义齿可能会脱落而阻塞呼吸道；取下发卡、假发、金属物品、饰物等，因为金属会导电，饰物会伤及患者；将随身携带的所有贵重物品，如首饰、钱、手表，交由家属保管；如为助听器、隐形眼镜，可暂时戴着，便于与手术室工作人员谈话、沟通，可于手术前一刻取下。患者贴身穿着干净的病服；依照要求禁食、禁水；术前要排空膀胱，其目的是避免麻醉后造成手术台上排尿，避免手术过程中误伤膨胀的膀胱，避免患者手术后因受麻醉影响或麻醉未清醒而发生排尿困难。

86. 结直肠癌手术之前需要做哪些术前准备？

（1）营养支持治疗：对于存在术前营养风险的患者，应在手术前1～2周开始肠内或肠外营养支持，纠正低蛋白血症及电解质紊乱，改善营养状况。

（2）肠道准备：应在术前1～2天开始无渣饮食，手术前一天晚上灌肠或口服泻药清肠，以保证肠道内环境相对清洁，减少术中及术后手术区域感染的发生，并减轻术后腹胀。

（3）备皮：手术前一天应进行备皮，剃除手术区域内的毛发和清洁腹部、会阴部。

（4）留置胃管：一般结直肠手术不常规在术前放置胃管，但对于特殊患者，如高龄、存在肠梗阻的患者，应在术前提前放置胃管，进行胃肠减压，减少术后并发症的发生。

（5）其他准备：吸烟的患者应提前停止吸烟，必要时可采用雾化吸入或口服化痰药物，尽量主动咳痰。

87. 手术前患者为什么要做全面检查？

外科手术是一项有创伤性的诊疗手段，并伴有不同程度的风险。因此，在手术前进行全面的检查是了解患者身体状况、疾病情况、手术耐受能力和可能出现的风险的重要步骤。检查一般包括常规检查和专科检查两方面。手术前常规检查主要包括：血常规及血型、尿常规、便常规、心电图、胸部正侧位X线片、超声检查、肝肾功能、血液电解质、生化全套、血糖、出凝血功能，以及乙肝两对半、丙肝、艾滋病、梅毒等相关病原学检查。专科检查则要根据病变的部位进一步行影像造影、CT、MRI等大型仪器设备的检查，腔镜检查、相关肿瘤标志物检查、细胞学检查、肿瘤组织活检或穿刺活检病理学检查，所有这些都是为了明确诊断及病变临床分期，仔细制订手术计划，更好地完成手术，保障患者健康。

88. 结直肠癌患者手术前为什么要戒烟？

外科手术对人体本身是一种创伤，往往需要很长时间才能恢复。几乎所有的外科医生都会劝患者术前戒烟，因为术前吸烟可导致术中及术后诸多并发症，如血压升高，诱发心绞痛、支气管哮喘，术后肺部并发症增多，以及术后咳嗽增加腹腔压力，可能导致伤口裂开。

因此，对于有手术计划的患者，应提前戒烟，主动咳痰，并进行爬楼、吹气球等功能锻炼，提高肺通气功能，减少术后呼吸相关的并发症。

89. 术前戒烟多长时间有效？

戒烟早期，有些患者咳痰量会增加，还有些患者出现新的气道反应性疾病或原有症状加重。戒烟早期还可能出现与尼古丁戒断相关的激动和焦虑症状（也就是烟瘾发作）。停止吸烟2天（至少12小时），吸烟产生的有害物质和尼古丁水平降至正常，机体由于吸烟导致的缺氧状态会有所改善。研究表明，只有戒烟6～8周以上，手术后呼吸系统并发症才有明显降低。因癌症手术基本上都是择期手术或限期手术，往往不能等这么久才进行，但至少应在手术前戒烟2天。

90. 结直肠癌伴糖尿病患者，一直口服降糖药，手术前应否停药？什么时间停药合适？

结直肠癌手术后，糖尿病患者通常无法口服降糖药物，因此，静脉使用胰岛素成为术后控制患者血糖的主要方法。一方面，患者营养摄入的方式由术前的经口进食变成经静脉营养输液；另一方面，血糖控制由口服降糖药变成静脉使用胰岛素，因此，想要在很短的时间内将血糖控制得非常平稳有一定难度。医生通常在术前1～2天开始给患者输注静脉营养，此时可以停止口服降糖药，改为静脉应用胰岛素，并摸索胰岛素用量，根据监测血糖的结果调整胰岛素用量。手术后，因为机体应激反应的影响，血糖会比术前更高，需要进一步调整胰岛素用量。因此，围手术期血糖控制是一个随时监测、随时调整的过程。

当术后患者开始进流食、半流食时，医生会逐渐减少输液中胰岛素的用量，并逐步恢复使用口服降糖药物。

91. 术前需要履行哪些知情同意手续？什么人有资格签署手术知情同意书？

患者知情同意即是患者对病情、诊断和治疗（如手术）方案、治疗的益处及可能带来的风险、费用开支、临床试验等真实情况有了解与被告知的权利，患者在知情的情况下有选择接受与拒绝的权利。按卫生部门要求应由患者本人签署知情同意书。当患者不具备完全民事行为能力时，才会由其法定代理人签字；患者因病无法签字时，也可以由其授权的人员签字。知情同意选择权是每一个患者都具有的权利，知情同意书可以作为医疗机构履行说明告知义务的证据，也是患者及家属行使知情权的证据。让患者及其亲属能客观认识诊疗目的、效果、可能产生的并发症及意外等情况，充分享有知情权。

在患者接受诊治的过程中，需要患者履行的知情同意手续包括以下几个方面。

（1）术前知情手续：所有手术前主管医生会与患者进行术前谈话，并签署手术知情同意书，其内容包括术前诊断、手术指征、手术方式、可选择的诊疗方法及优缺点、除手术之外的其他替代治疗方案、术中和术后的危险性、可能的并发症及防范措施。术中置入身体的内置物（如吻合器、固定器等），术前谈话中会记录选择的类型；术中病情变化或手术方式改变需及时告知患者家属并由被委托人在书面告知单上签名。手术的不确定因素较多，手术引起患者新的疾病甚至死亡的风险与疾病的治疗效果相伴相随。有时手术可能达不到根治疾病的目的，达不到患者希望的理想状态，甚至使患者失去生命。手术风险具有不确定性、不可预测性等特征。

（2）术中知情手续：如果在治疗中进行临床试验、药品试验、医疗器械试验及其他特殊检查、特殊治疗，主管医生将在治疗前向患者及家属告知相关情况，征求意见，由患者及家属签署同意检查、治疗的知情同意书。

（3）创伤性诊疗知情手续：对患者进行任何创伤性诊疗均需进行谈话告知并签署同意书。内容包括当前的主要病情、采取创伤性诊疗活动的目的及必要性、医疗风险、其他可选择的诊疗方法及优缺点、可能的并发症、注意事项及防范措施。

（4）麻醉知情制度：在进行麻醉操作前，麻醉医生会告知患者相关情况并由患者或被委托人签署同意书；告知内容包括术前诊断、麻醉名称及方式、麻醉风险、防范措施。

（5）输血知情制度：输血前主管医生会向患者告知相关情况并由患者或被委托人签署同意书。告知内容包括输血的目的、必要性、种类、数量、可能发生的风险、并发症及防范措施。

92. 手术前患者及家属需要了解哪些内容？

手术前患者和家属最重要的是要解除思想顾虑，做好心理和生理各个方面的准备。患者及家属可以向主管医生或主刀医生咨询手术目的、麻醉方式、手术方式以及术中、术后可能出现的各种风险或不适等情况。同时配合医务人员的指导做好术前准备，术前因疾病服用药物的患者应向医生说明，以明确是否需要停药。

93. 为什么要签署知情同意书？

签署知情同意书是国家法律法规的要求，国务院颁布实施的《医疗机构管理条例》第三十二条规定："医务人员在诊疗活动中应当向患者说明病情和医疗措施。需要实施手术、特殊检查、特殊治疗的，医务人员应当及时向患者具体说明医疗风险、替代医疗方案等情况，并取得其明确同意；不能或者不宜向患者说明的，应当向患者的近亲属说明，并取得其明确同意。因抢救生命垂危的患者等紧急情况，不能取得患者或者其近亲属意见的，经医疗机构负责人或者授权的负责人批准，可以立即实施相应的医疗措施。"《中华人民共和国医师法》第二十六条规定："医师开展药物、医疗器械临床试验和其他医学临床研究应当符合国家有关规定，遵守医学伦理规范，依法通过伦理审查，取得书面知情同意。"

人的生命健康权是受法律严格保护的，个人身体所蕴含的生命和健康，只有自己有处置权，其他任何人无权处置。手术这种有风险性的医疗行为包含着对患者身体即健康权、生命权的处置。医生有手术技能，但又无权擅自处置患者身体，患者出于治疗疾病的目的，需授权医生为自己实施手术。手术知情同意书的签名正是患者对其身体支配权的外部表现形式。

94. 手术知情同意书中写了那么多并发症，是否都会发生？

并发症是指患者发生了现代医学科学技术能够预见但却不能避免和防范的不良后果，一般分为两种情况：一种是指某种疾病在发展过程中引起另一种疾病或症状，如消化道肿瘤可能有引发肠梗阻、肠穿孔或大出血等并发症；另一种是指在临床诊疗和护理过程中，患者因治疗一种疾病而合并发生了与诊疗这种疾病有关的另一种或几种疾病或症状。

外科手术并发症是影响手术效果极为重要的因素，也常常是损害患者健康甚至致其死亡的重要原因。手术知情同意书的目的是确保患者了解手术风险，以便他们可以在知情的基础上做出决策。术中、术后是否发生并发症受多种因素影响，每位患者的自身状况、疾病情况、医疗单位及医生的技术水平等都是影响并发症的因素。并发症的发生概率也受多种因素影响，如高龄患者手术并发症发生的概率就大于年轻患者。并不是手术知情同意书中写的并发症都会发生，医护人员也在尽力减少并发症的发生。

95. 患者在被接入手术室前应做好哪些准备？

准备接受手术治疗的患者除按医嘱做好备皮、禁食、禁水等准备外，在被接入手术室前还需注意做好以下事项：①请将义齿摘下交给家属保管，以免术中脱落造成意外；请将手表、首饰发卡等摘下，以防止造成压疮及意外伤害；请勿将钱及贵重物品带入手术室，以防遗失。②有以下情况时请告知医护人员，如发热或月经来潮，体内有金属植入物、起搏器，对某种药物及消毒液有过敏史。③不要涂口红和指甲油，以免影响医护人员观察病情；若文过唇，须告知医护人员。④患者在被接入手术室前请排空大、小便；身穿住院患者服（不穿任何自己衣物）入手术室。

96. 患者进入手术室后医务人员为什么要反复核对患者信息？

为加强对医疗机构的管理，指导并规范医疗机构手术安全核查工作，保障医疗质量和医疗安全，2010年卫生部制定了《手术安全核查制度》，该制度的规范要求手术前进行核查工作。核查内容主要包括以下三方面。

（1）患者身份核对：医务人员通过核对姓名、科室、床号、病案号、腕带信息等确定患者的身份。对于可能服用镇静剂、有听力障碍、身份无法确认的昏迷手术患者，可以通过核对其腕带上的姓名、病案号进行身份确认。

（2）手术部位核对：涉及有双侧、多重结构（手指、脚趾、病灶部位）、多平面部位（脊柱）的手术时，在患者接入手术室前，医生将对手术侧或部位进行手术标识。巡回护士接患者入手术间前，需进行手术部位标识的核对。

（3）一般情况核对：如禁食、禁水情况，有无义齿、过敏史、既往病史，既往手术史等。

手术安全核查工作要由具有执业资质的手术医生、麻醉医生和手术室护士三方，分别在麻醉实施前、手术开始前和患者离开手术室前，共同对患者身份和手术部位等内容进行核查的工作。其宗旨就是要保证患者的医疗安全，希望患者予以理解和配合。

97. 主要的麻醉方法有哪些？

麻醉是通过药物或其他方法使患者整体或局部暂时失去痛觉和/或知觉，以便医生可以进行操作而不引起患者的痛苦或不适。主要的麻醉方法有以下几种。

（1）全身麻醉：使患者完全失去意识，无痛觉和运动能力。这种类型的麻醉通常通过给患者静脉注射药物或让患者吸入气体麻醉药来实现。全身麻醉常用于大手术、复杂手术或对局部麻醉不适用的情况。

（2）局部麻醉：使特定部位的身体感觉消失，但患者仍然保持清醒。这种类型的麻醉通常通过在手术部位注射局部麻醉药物来实现。局部麻醉常用于小手术、表皮手术或需要在患者清醒时进行操作的情况。

（3）区域麻醉：使身体的一个区域失去感觉，但患者仍然保持清醒。这种类型的麻醉通常通过在特定的神经或神经丛附近注射麻醉药物来实现。区域麻醉常用于手术区域较大，需要更精确的麻醉控制的情况。

（4）椎管内麻醉和硬膜外麻醉：这两种类型的麻醉都是通过在脊椎或硬膜外空间注射麻醉药物来实现的。常用于下半身手术、剖宫产手术和其他需要部分麻醉的手术。

在手术前，麻醉医生会根据患者的健康状况、手术类型和其他因素选择合适的麻醉方法，并与患者详细讨论麻醉过程中可能的风险和获益。麻醉过程通常由经过专门培训的麻醉医生或麻醉护士来负责。

98. 什么是全身麻醉？

麻醉医生可以通过呼吸面罩或气管导管给患者吸入全身麻醉药，也可以通过静脉途径给患者注射麻醉药。麻醉药物产生中枢神经系统抑制，大脑不能从神经系统那里接受任何的疼痛信号，患者表现为暂时神志不清、全身痛觉丧失、遗忘、反射抑制和骨骼肌松弛。麻醉药物对中枢神经系统抑制的程度与体内药物浓度有关，并且可以控制和调节。全身麻醉期间，麻醉医生会使用各种设备严密监测患者的生命体征和各重要脏器的功能，适当调整麻醉深度。这种抑制是完全可逆的，手术结束后停止使用麻醉药物，体内残存的麻醉药物可以被代谢分解或从体内排出，患者的神志及各种反射会逐渐恢复。

99. 全身麻醉对大脑会不会有损伤？

常有患者问麻醉医生"全身麻醉会不会损伤大脑，影响智力或记忆力？"回答是不会的。目前，临床使用的所有全身麻醉药其作用都是短暂的、一过性的，即停止使用后经过短时间的代谢分解，排出体外，其麻醉作用也会完全消失，更不会遗留中枢神经系统的任何伤害和不良反应。因此，不必担心全身麻醉会损伤患者的大脑。

100. 什么是局部麻醉？

局部麻醉是将局麻药应用于身体外周局部神经时，只产生躯体某一部位的麻醉，使该部位不感觉疼痛。局部麻醉也是完全可逆的，不产生组织损害。常用的局部麻醉有表面麻醉、局部浸润麻醉和神经阻滞麻醉。表面麻醉是将局麻药与局部黏膜（如眼黏膜、鼻黏膜、口腔黏膜等）直接接触，穿透黏膜作用于神经末梢而产生局部麻醉作用。我们经常所说的局麻主要是指局部浸润麻醉。局部浸润麻醉是沿手术切口分层注射局麻药，麻醉组织中的神经末梢而产生局部麻醉作用。神经阻滞麻醉不是把局麻药用于神经末梢，而是把局麻药注射于神经干（丛）旁，阻断神经的传导功能，达到手术无痛。常用的神经阻滞麻醉有臂丛麻醉和颈丛麻醉。

101. 什么是椎管内麻醉？

椎管内麻醉也称为脊椎麻醉、腰椎麻醉或腰椎穿刺麻醉，是一种局部麻醉技术，通过在脊椎的椎管内注射麻醉药物，使特定部位的身体失去感觉，从而实现手术或疼痛管理的目的。

椎管是位于脊椎骨骼内部的一个空间，其中包含脊髓和脑脊液。在椎管内麻醉过程中，麻醉医生会在患者的腰椎部位进行穿刺，将麻醉药物注入脊椎的椎管内。这种方法使药物直接作用于脊髓周围的神经，从而阻断神经传递，使身体特定部位失去感觉。

椎管内麻醉通常用于下半身的手术麻醉、分娩镇痛、癌症疼痛管理等。它的优势包括麻醉深度容易控制、作用迅速、患者苏醒快、副作用较少等。然而，椎管内麻醉也有一些潜在的风险，包括感染、神经损伤、头痛等。因此，在使用椎管内麻醉前，医生会仔细评估患者的健康状况，选择最合适的麻醉方法，并告知患者可能的风险和好处。

102. 椎管内麻醉后会不会落下腰痛的后遗症？

椎管内麻醉是在腰背部的适当位置进行穿刺经过脊椎间的间隙给药而达到暂时阻断神经的作用。操作过程中穿刺针要依次经过腰背部特定的皮下组织、肌肉、韧带等，虽然针头非常细小，也可能会导致腰背部的肌肉、韧带损伤。这些损伤的组织需要有修复的过程，所以椎管内麻醉后腰部会有轻微不适或疼痛，只要术后注意休息，一般1～2周后都可痊愈，不会落下长期腰痛的后遗症。

103. 什么是局麻强化麻醉？

有些可以在局部麻醉下完成的手术，由于患者会感觉到紧张、恐惧，甚至不配合行为，需要在局部麻醉的同时辅助基础麻醉。基础麻醉就是静脉应用一些药物使患者进入一种类似睡眠但非麻醉的状态，患者保留自主呼吸，对手术过程无知晓。手术过程中要求麻醉医生连续监测患者的心率、呼吸、血氧等重要生命体征，掌握好用药剂量和浓度，同时要准备好急救设备，及时发现和处理一切异常情况。

104. 通常所说的"全麻"或"半麻"指的是什么？

"全麻"即全身麻醉，手术中患者将完全失去知觉和痛觉，医生经静脉将麻醉药物注入患者的体内，在患者睡着后将气管插管插入，帮助患者呼吸，并吸入麻醉气体。

"半麻"是一种较为轻微的麻醉状态，患者在此状态下保持部分的意识和反应能力。在半麻下，患者通常会处于放松和嗜睡的状态，但仍然可以被唤醒，有时也可以在一定程度上感觉到手术部位的疼痛。半麻通常用于较小的手术、疼痛管理程序或对全身麻醉不适用的情况下。"半麻"的方法包括局部麻醉、区域麻醉（通过特定神经或神经丛附近的麻醉药物注射）以及监测麻醉等。

105. 什么是气管插管？会不会很难受？

气管插管是一种麻醉和呼吸支持的医疗程序，通过在患者的气管内放置一根管子，以便辅助呼吸和维持气道通畅。气管插管通常在全麻下进行，用于手术、严重呼吸道问题、昏迷等情况，确保患者的气道畅通，维持氧气和麻醉药物的输送，同时帮助机械通气。气管插管由专业医生（麻醉医生或急诊医生等）进行操作。

气管插管的过程通常在患者失去意识后进行。在插管过程中，患者通常无法感觉到疼痛，因为他们已经处于全麻状态。然而，有些患者在醒来后可能会感到咽部疼痛或不适，这是因为插管可能会引起咽部刺激。这种不适通常在插管后的几天内会逐渐减轻。在有些情况下，插管可能会引起咽部肿胀，但医生会采取措施来减轻这种肿胀的不适感。

106. 麻醉会有什么风险吗?

麻醉的风险性不仅与外科手术大小、种类、麻醉方法有关，还与患者术前的身体状况及内外科疾病有关。实施麻醉会影响患者生理状态的稳定性，手术创伤和失血可使患者生理功能处于应激状态，外科疾病以及并存的内科疾病会引起不同程度的病理生理改变，这些都能增加麻醉的风险。因此"只有小手术，没有小麻醉"。麻醉医生的工作就是使这些风险降到最低，手术前会完善一些必要的检查和准备，将患者的身体调整到最佳状态，手术过程中会利用先进的仪器随时监测患者的生命体征，以保证麻醉安全。如发现由于手术、麻醉或是患者原有的疾病产生威胁患者生命的问题，会及时采取各种措施，维持患者生命功能的稳定。

107. 为什么麻醉医生术前要访视患者?

为减少麻醉手术后并发症，增加手术安全性，麻醉医生需要在手术麻醉前对患者的全身情况和重要器官生理功能作出充分的评估，评定患者接受麻醉和手术的耐受力，并采取相应的防治措施，选择适当的麻醉药物及方法，这都需要手术前对患者进行访视。麻醉医生在手术前需要了解以下情况。①病史：患者是否有心脏病、高血压、糖尿病、气管炎、哮喘、青光眼等疾病。②过敏史：患者是否对药物（尤其是麻醉药）和食物过敏，过敏反应是否很严重。③手术及麻醉史：患者是否接受过手术和麻醉，有无不良反应等。④生活习惯：患者是否吸烟，每天吸几支烟，是否经常喝酒，睡眠好不好，等等。麻醉医生根据患者的不同情况制订相应的麻醉方案，同时向患者及家属解释有关的麻醉注意事项，回答患者提出的问题。签署麻醉知情同意书和决定术后镇痛方式也是在手术前访视时完成。总之，有效的手术前访视可以让麻醉医生对将要进行的麻醉做到心中有数，是患者麻醉安全的重要保证。

108. 手术前患者一直在服用的心血管药物（如降压药、抗凝药、治疗心律失常药物）需要停用吗？

通常情况下，降压药及治疗心律失常的药物手术前不要停药，手术当天早晨也要继续服用，这样有利于手术中维持患者的循环稳定，降低手术风险。围手术期通常需要停用或调整抗凝药物的用量，以降低术中及术后出血的风险。但这些药物的停用或调整需要遵循医生的建议，不可自行停药。突然停用一些药物可能会引起其他健康问题。

109. 患者可以选择麻醉方式吗？

一部分手术可以采用多种麻醉方法。麻醉医生在了解、分析手术要求和患者具体情况之后，将会选择一种合适的麻醉方法，并告知患者及做必要的解释。如患者对某种麻醉有自己的看法，可以向医生提出，医生会考虑患者的意见，并结合麻醉原则要求制订出安全、有效、舒适的麻醉计划。

但对于结直肠肿瘤的手术而言，通常需要采用腹腔镜或开腹的方式来进行，手术时间较长，对患者的疼痛控制、肌肉松弛程度等都有较高的要求，所以通常会采用全身麻醉的方式进行。患者在麻醉方式的选择上应更多地听取主刀医生及麻醉医生的建议。

110. 为什么要签署麻醉知情同意书？家属可以代签吗？

由于个体差异及合并疾病的不同，每个人对麻醉的耐受和反应都不一样，麻醉过程中可能会出现意外和并发症。任何麻醉都伴随着一定的风险，作为患者及家人，有必要也有权利充分了解麻醉存在的风险，这就是为什么手术患者都要进行麻醉前谈话并签字的原因。

原则上只要患者有一定的认知能力，那么患者的意愿永远是第一位的，应该由患者本人签署术前麻醉知情同意书，这是患者的权利。但如果家属和患者本人有良好的沟通，家属能够代表患者的意愿，患者本人又签署了委托协议，委托给某位家属替患者做主，那么这位家属可以代签麻醉知情同意书。

111. 手术前患者特别紧张怎么办？

任何人接受手术治疗时都会紧张，这是正常的反应。消除患者的紧张心理是麻醉医生术前访视要做的一件事，访视时麻醉医生应向患者解释手术前后的程序，患者也应放松心情，对有疑问的问题可向医生咨询消除疑虑。患者可学习一些深呼吸、冥想、瑜伽或渐进性肌肉放松等技巧，帮助自己放松身体，减轻焦虑感。同时避免信息过载，尽量避免在手术前过多地阅读关于手术的信息，以免引起不必要的焦虑。选择可信赖的医疗信息来源，避免过度担心。患者家属应该配合医生做一些安慰工作，尽量减轻患者的紧张情绪。如果患者晚上不能入睡可告诉值班医生，值班医生可以给患者服用一些安眠药物帮助睡眠。手术前充足的休息，保持良好的体力对手术和术后恢复很重要。

112. 肿瘤患者通常采用什么麻醉方式？

肿瘤手术的麻醉方式有多种：吸入或静－吸复合全身麻醉、持续硬膜外麻醉、局部阻滞麻醉等。麻醉方式要结合肿瘤患者的具体情况及手术特点来选择，既要保证患者安全，还要满足手术中无痛、肌肉松弛、消除内脏牵拉反射等要求。目前，大部分结直肠肿瘤手术因为需要切除的范围大，对麻醉的要求较高，所以通常采用全身麻醉，也有一些小的手术会采用其他麻醉方式。

113. 术前化疗对麻醉有影响吗？

化疗作为肿瘤治疗的一种主要手段，和手术相互配合进行，已经是目前广泛采用的治疗模式。一部分结直肠癌患者在手术之前会接受新辅助化疗，以降低肿瘤分期，消除可能存在的转移病灶，为后续的手术提供更好的基础。

同时，化疗药物也会对身体的各系统功能产生一定的影响，从而影响麻醉的进行。主要表现为以下几个方面。

（1）免疫系统抑制：化疗可能导致免疫系统抑制，增加感染的风险。麻醉会影响免疫系统的功能，因此，化疗后的患者可能更容易感染，需要在麻醉中采取额外的预防措施。

（2）心血管影响：一些化疗药物可能对心脏和血管系统产生影响，包括心脏功能减弱、心律失常等。麻醉药物也会对心血管系统产生影响，因此，麻醉医生需要了解患者的心血管状况，调整麻醉方案，确保手术期间心血管系统的稳定。

（3）肝肾功能影响：化疗可能对肝脏和肾脏功能产生影响，而麻醉药物通常由肝脏和肾脏代谢和排泄。如果患者的肝肾功能受损，麻醉药物的代谢和排泄可能会受到影响，需要调整麻醉药物的使用剂量和方式。

（4）呼吸系统影响：化疗可能引起呼吸系统的问题，如肺炎、呼吸困难等。在手术中，麻醉医生需要特别关注患者的呼吸状况，确保患者呼吸通畅。

因此，如果患者在接受手术前已经接受化疗，麻醉医生通常会在手术前仔细评估患者的健康状况，了解化疗药物的使用历史和影响，以制订适当的麻醉方案，确保手术的安全进行。患者也应该在手术前向医生详细通报化疗药物的使用情况，以便医生能够更好地了解患者的健康状况，做出相应的决策。

114. 患者应该怎样配合麻醉和手术？

麻醉与手术能否顺利进行，除了医务人员的技术水平和认真负责的工作精神外，患者配合也十分重要。

（1）要树立信心，相信医生，放松心情。过分紧张，睡眠不好，可使手术当天血压波动，影响麻醉和手术。

（2）要严格按照医生的嘱咐进行准备。对医生要讲实话，尤其是全身麻醉手术前，是否吃了东西，是否发热，女性患者是否有月经来潮等都应先告诉医生，让医生考虑是否暂停手术，以免引起不良后果。

（3）进手术室前，要排空大小便，戴有活动性义齿的患者要取下，以防麻醉插管时脱落误入食管或呼吸道。不要把贵重物品带进手术室。

（4）不同的手术，不同的麻醉，所采取的体位不同。椎管内麻醉和硬膜外麻醉，需患者采取坐位或侧卧位进行穿刺操作。当医生和护士为患者摆好体位后，不能随意移动或改变，如有不适或疼痛，可告诉医生，乱动会影响穿刺操作。

（5）有的手术要插导尿管或胃管，这些导管都会给您带来一些不适或疼痛，需要忍受，千万不能随意将导管拔出。

（6）非全身麻醉手术，患者在手术台上处于清醒状态，应安静闭目接受手术，不要随意和医护人员谈话，更不要胡乱猜疑医护人员的某些话，以免引起误会或枉背包袱。

115. 松动的牙齿或义齿对麻醉有什么影响吗？

如果您有松动的牙齿或者义齿的话，麻醉医生在气管插管时可能会损伤到牙齿，导致牙齿脱落、牙龈出血。插管过程中牙齿可能会脱落，如果掉进气管，就有可能会出现窒息等危及生命的严重情况。

所以，对于活动性的或能取下的义齿，术前要求全部取下，交家属保存。特别是前面的单颗义齿最好摘掉，后面的固定义齿没有关系，整口义齿不用摘掉，戴着还可以保护牙龈，起支撑作用。明显活动的前门齿，在手术前应请口腔科医生处理。

116. 年龄不同对麻醉的反应有什么不同？

一般来讲，处于相同环境中，年龄越大，麻醉与手术风险越大。结直肠肿瘤在中老年患者中高发。与年轻患者相比，老年患者常合并有糖尿病、高血压、心血管疾病、脑血管病等全身性疾病，这些高危险因素会增加手术及麻醉的困难程度。对于老年患者，除非紧急手术，需要在手术前将患者的各项合并症尽可能控制在代偿良好的范围内，以降低麻醉风险。老年患者对麻醉药的耐受程度、代谢排泄都要差于年轻患者，麻醉风险增加。但麻醉和手术的风险是由多种因素决定的，比如麻醉医生的经验、患者所就诊医院的综合实力等，所以手术风险应该结合环境因素综合判断，只要准备充分，给老年人做手术也可顺利完成。

117. 手术结束后还有哪些流程？患者什么时候才能送回病房？

手术结束后，并不意味着患者马上就可以被送回病房。患者通常会进入术后恢复室，由专业的护士和医生团队进行监测和护理。在术后恢复室，医护人员会密切观察患者的生命体征，包括心率、血压、呼吸频率等，并确保患者醒来后没有异常反应。

在术后恢复室，医护人员通常会对患者进行这几个方面的观察和治疗。

（1）监测生命体征：持续监测患者的心率、血压、呼吸频率、体温等生命体征，确保患者的生命体征稳定。

（2）观察麻醉恢复：监测患者麻醉恢复的情况，包括清醒程度、呼吸状况和意识状态等。医护人员会确保患者从麻醉中安全苏醒，没有出现异常。

（3）控制疼痛：如果患者有疼痛或不适，医护人员会提供合适的镇痛药物，确保患者舒适。

（4）液体和营养：如果需要，医护人员会通过静脉通道给予患者液体和营养支持，确保患者体液平衡。

（5）观察手术部位：医护人员会观察手术部位是否有出血、感染等异常情况，确保手术部位情况良好。

患者何时能够送回病房通常取决于手术的类型和患者的恢复情况。一般情况下，当患者从麻醉中安全醒来，生命体征稳定，没有异常反应，并且手术部位没有异常时，医护人员会将患者送回病房。

118. 全身麻醉结束后醒来时患者会有什么感觉？

在全身麻醉过程中，因为患者处于无意识的状态，所以不会感觉到疼痛或不适。当患者从麻醉中苏醒时，可能会经历以下情况。

（1）迷糊和困倦：在麻醉药效逐渐减退的过程中，患者可能会感到迷糊和困倦，难以分辨现实和梦境。

（2）喉咙疼痛：如果患者在手术中使用了气管插管，喉咙可能会感到一些不适或疼痛。这是因为气管插管在喉部引起刺激，但这种不适通常是暂时的。

（3）口渴和口干：麻醉药物可能导致口渴和口腔干燥的感觉。在手术结束后，患者通常可以逐渐喝水来缓解口渴。

（4）恶心和呕吐：麻醉结束后，患者可能会感到恶心或呕吐。这可能是麻醉药物导致的，也可能是因为胃管的刺激所引起。麻醉医生通常会在手术结束后采取措施来预防或减轻这种情况。

（5）想排尿的感觉：因为在术中留置了尿管，因此患者在清醒后会有一种想排尿的感觉。麻醉前在清醒状态下提前告知患者术后会出现这种情况，有助于缓解患者的不适和焦虑。

当然，由于受个体差异、手术类型、麻醉药物的种类和剂量不同等多种因素的影响，每个患者的感受会有所不同。医护人员会密切观察患者的状况，确保患者在醒来后能够舒适、安全地度过恢复期。

119. 中心静脉穿刺管有什么作用？适用于哪些患者？

结直肠癌手术患者常用的中心静脉穿刺管包括锁骨下静脉穿刺管、颈内静脉穿刺管以及经外周静脉置入的中心静脉导管（PICC管）。它是一种置入体内的管状装置，通常用于静脉通路，能够将药物、营养液、液体等注入体内，同时还可以用于监测中心静脉压和抽取血液样本。与外周静脉相比，中心静脉更靠近心脏，使得药物和液体能够更迅速地分布到全身各个器官。同时因为中心静脉相对于外周静脉更加粗大，在输液过程中可以减少相应的并发症，如疼痛、水肿等。

中心静脉穿刺管适用于以下患者。

（1）因长期不能进食或丢失大量体液需补充高热量、高营养液体及电解质的患者。

（2）需迅速输入大量液体，纠正血容量不足，升高血压者。

（3）进行长期化疗，输入刺激性较强的化疗药，外周静脉难以维持长时间输液者。

120. 术后疼痛对患者有什么影响？常用的术后镇痛方法有哪些？

术后疼痛不仅会导致患者的不适和痛苦，还可能影响患者的康复和生活质量。未能有效控制术后疼痛可能导致以下问题。

（1）延缓康复：疼痛可能使患者避免活动或运动，从而延缓康复进程。患者可能因为疼痛而无法进行生活中的常规活动，影响恢复速度。

（2）呼吸和肺部功能问题：长时间的深度疼痛可能导致患者回避深呼吸和咳嗽，这可能增加术后肺部感染的风险，尤其是进行胸部或腹部手术的患者。

（3）睡眠障碍：疼痛可能导致患者难以入睡或难以保持深度睡眠，影响休息和康复。

（4）影响心理健康：持续的术后疼痛可能导致焦虑、抑郁和情绪不稳定，影响患者的心理健康。手术后疼痛控制不佳是发展为慢性疼痛的危险因素。

目前常用的术后镇痛方法是放置术后自控镇痛泵。术后自控镇痛泵给药途径有三种：①经过静脉途径，通道接在静脉内给予镇痛药。②经过硬膜外途径，通道接在硬膜外腔给药。③经过皮下或神经根途径，通道接在皮下或神经根给药。一般无需借助手控开关，自动开关给药即可满足患者需求。个别痛阈较低的患者可加用手控开关，根据疼痛的程度患者可自行按压手控开关增加镇痛药物的剂量。手术后自控镇痛泵更容易维持最低有效镇痛药浓度，且给药及时、迅速，基本满足了患者因为个体差异对于镇痛药的需求，有利于患者在任何时刻、不同疼痛强度下获得最佳镇痛效果。

121. 术后患者躁动怎么办？

全麻手术后由于各种原因（药物的残余作用、疼痛刺激、导尿管刺激、术前过度紧张焦虑等），有些患者可能出现情感波动、躁动不安，这时家属应该配合医务人员做好患者的固定工作，以防跌落或碰伤。同时尽量安抚患者，注意观察异常情况，并及时告知医护人员，给予一定的镇静或镇痛药物治疗，同时要有专人陪伴在患者身边直到完全清醒。

122. 术后恶心、呕吐与麻醉有关吗？

术后恶心和呕吐（PONV）与麻醉有关。PONV是术后常见的并发症之一，特别是在全身麻醉后更容易发生。造成PONV的原因可能是多方面的。某些麻醉药物和麻醉技术本身可能会导致恶心和呕吐。例如，挥发性麻醉药物（如异氟烷、七氟烷）、吗啡类药物、肌松剂等被认为是引发PONV的常见因素。某些手术类型本身也可能增加PONV的风险，如腹部手术和骨盆手术。患者的个体因素也会影响PONV的发生率，包括女性患者、非吸烟者、有术前晕动病史、有术前恶心和呕吐史等。

医疗上可以采取以下预防措施来降低PONV的发生率。

（1）选择合适的麻醉药物：麻醉医生可以选择较少引发PONV的

麻醉药物，如选择新型的挥发性麻醉药物。

（2）使用预防性抗恶心呕吐药物：在手术前或麻醉诱导时，给予预防性抗恶心呕吐药物，如5-羟色胺受体拮抗剂。

（3）改变手术和麻醉技术：在可能的情况下，考虑选择局部麻醉代替全身麻醉，或采取其他技术措施，以减少手术和麻醉对PONV的影响。

123. 术后第一天开始为什么要半坐位？

患者术后当天回到病房后应该给予平卧位。但当术后第一天，在生命体征平稳、呼之能应的情况下可给予半卧位，将床头逐步抬高到30°～45°。这样做可以使患者下部胸廓和膈肌活动度增大，肺活量增加10%～15%，有利于通气；还可以增加回心血量和心输出量，促进全身循环，提高血氧含量，改善全身缺氧情况。同时半卧位能减轻腹部切口张力，减轻疼痛，以改善呼吸。早期半卧位还有利于腹腔引流，预防膈下积液，降低机体的炎症反应。

124. 腹盆腔引流有什么作用？

腹腔引流管是患者行腹部手术时，根据手术需要，在腹腔内手术野的下方放置橡皮引流管，目的是利用压力高向压力低处流的原理，将术中术野处的渗出液从腹腔内引出，以减少渗出液毒素的吸收，防止腹盆腔脓肿，同时观察有无术后并发症的发生。在术后发生腹盆腔感染、吻合口瘘等情况下，腹腔引流管的作用至关重要。如能通过引流管充分引流，病情可能往较好的结果发展；但如引流不畅，则情况可能逐渐加重。腹腔引流管应由医生根据病情判断后拔除。

125. 结直肠手术后患者身上带的引流管都该注意什么？

结直肠手术后，患者身上带的引流管是用于排出术后伤口渗出液或血液的管状装置。这些引流管在手术后的康复过程中非常重要，患者和医护人员需要特别注意引流管的情况，以避免感染和其他并发症的发生。以下是在结直肠手术后患者身上带引流管时需要注意的事项。

（1）观察引流液：医护人员会定期检查引流液的颜色、量和性质。患者和医护人员需要密切观察引流液的颜色是否呈现鲜红色，如果出现明显的鲜红色引流液，可能是伤口出血的迹象，需要及时告知医护人员。

（2）观察引流管是否通畅：确保引流管通畅，避免引流液滞留在伤口内，有可能引发感染或渗出液潴留。

（3）避免引流管牵拉和扭曲：患者在床上活动时，需要小心避免扯动引流管，以免引起疼痛或伤口的损伤。患者可以使用患侧手臂支撑自己的身体，而不是直接用手扶持伤口周围的引流管。

（4）定期更换引流袋：引流袋需要定期更换，以避免引流液积聚，减少感染的风险。医护人员会根据引流液的量和引流袋的容量决定何时更换引流袋。

（5）注意伤口周围清洁：保持伤口周围的皮肤清洁干燥，避免引流液污染伤口。医护人员会定期为患者清洁引流管周围的皮肤，并更换引流袋。

（6）注意疼痛和不适：如果患者感到引流管周围有异常疼痛、肿胀或其他不适，应该立即告知医护人员。

　　患者和家属应该按照医疗团队的建议和指示，合理护理引流管，确保引流管的通畅和伤口的清洁，以促进伤口康复，避免感染和其他并发症的发生。

126. 术后为什么会有不定期的腹胀、腹痛，过一段时间又消失了？

　　结直肠癌术后早期，患者胃肠道功能处于静止状态，没有蠕动，也没有排气或排便。通常最快2～3天，胃肠道开始蠕动，肠鸣音恢复，开始有排气、排便等。但在胃肠道刚开始恢复活动时，蠕动较弱，也不协调。肠内的气体和液体在肠管内运动时，会引起部分肠管痉挛性收缩，这就是间断出现腹胀、腹痛的原因。等肠道功能进一步恢复，每天有规律排气、排便后，这种感觉会逐渐减弱并消失。因此，术后胃肠功能恢复早期不定期出现腹胀、腹痛症状是完全正常的，会逐渐消失，不需要紧张。在体力允许的情况下，患者应尽早在床上活动或下床活动，促进肠道功能的恢复。

127. 术后换药，医生为什么要按压伤口？

　　腹部伤口在愈合过程中，可能会出现皮下脂肪液化或感染，那么伤口局部会出现红肿、压痛明显或挤压后有液体渗出等情况。因此，换药过程中，医生会对伤口进行消毒，也会对伤口愈合的情况进行检查和确认。对怀疑有问题的伤口，医生进行按压检查是正常的，必要时甚至可能拆除部分缝线，以确认有无皮下积液或感染。

128. 如何帮助患者术后尽快康复？

近年来，国际及国内都在推广一种称为加速康复外科（ERAS）的理念，患者住院时间明显缩短，显著改善患者术后康复速度，使得许多疾病的临床治疗模式发生了很大的变化。

ERAS的概念是指在术前、术中及术后应用各种已证实有效的方法以减少手术应激反应及并发症，加速患者术后康复。许多措施已在临床应用，如围手术期营养支持、重视供氧、不常规应用鼻胃管减压、早期进食、应用生长激素、微创手术等。ERAS一般包括以下几个重要内容：①术前患者教育。②更好的麻醉、镇痛及外科技术以减少手术应激反应、疼痛及不适反应。③强化术后康复治疗，包括早期下床活动及早期肠内营养。重点在于鼓励患者尽快恢复正常饮食及早期下床活动。术后患者不应该长期卧床休息，因为这将增加肌肉成分丢失、降低肌肉强度、损害肺功能及组织氧化能力、加重静脉淤滞甚至导致血栓形成。

129. 患者手术后，需要家属做些什么？

为了减轻和消除手术给患者身心带来的创伤，使患者尽快恢复正常生活及工作，在护理过程中，往往需要患者家属、亲友的配合及参与才能获得更好的效果。在以下几个方面患者家属都能积极发挥作用。

（1）心理护理：积极安慰和鼓励患者，认真倾听患者的倾诉，并给予支持和理解。帮助患者分散注意力，使患者放松情绪，如帮助患者按摩、锻炼、听音乐等。保持环境的整洁舒适，并始终陪伴在患者身旁。对有疑虑的患者，家属可配合医生讲解治疗的重要性，助其疏导心理。

（2）手术切口的护理：保持局部清洁和卫生，避免伤口感染，伤口拆线前尽量避免碰撞挤压。发现伤口有感染、化脓、流血等情况时，应及时与医护人员沟通。

（3）各种引流管的护理：注意引流管是否通畅，在患者翻身或下床活动时则应固定好引流管，防止其脱落。当发现引流量、色、质发生变化时及时告知医护人员。

（4）饮食护理：术后饮食应严格遵守医护人员的嘱咐。消化道术后等胃肠道功能恢复后，初起应为流食、半流质饮食，如牛奶、稀饭、藕粉、红枣粥、肉汤等，继而是易吞食、易消化、营养丰富的软食，如面包、馄饨、面条等，配以肉、鱼、蛋、豆制品、蔬菜、水果等。对部分虚弱或胃肠功能不足的患者应采用少量多餐的方式。部分患者可根据需要给予要素饮食。

（5）早期活动：术后活动可以分床上活动和离床活动两种。床上活动主要是为患者翻身、拍背、按摩腿部或进行上下肢活动。为带有输液管或其他导管的患者翻身时，应注意保护好导管，以免扭曲、折叠、脱落；离床活动应在患者的病情稳定后进行，在护士或陪护家属的协助下，先让患者在床边坐几分钟，若无头晕不适，可扶着患者沿床沿走几步，患者情况良好时，可进一步在室内慢慢走动，最后再酌情外出散步。

（6）保持口腔清洁卫生：刷牙或漱口是保持口腔清洁的常用方法，预防并发症发生。

130. 手术后患者该如何配合医护人员，利于身体的康复？

结直肠癌手术后患者在术后康复期间，配合医护人员是非常重要的，可以加速康复、减少并发症的发生，提高生活质量。以下是一些患者应该注意的事项，以便更好地配合医护人员，促进身体的康复。

（1）遵循医嘱：患者应该严格遵循医疗团队的建议和医嘱，包括药物使用、饮食限制、伤口护理等。如果有任何疑问，应该及时向医护人员咨询。

（2）定期随访：患者应该按照医生安排的时间进行定期随访，接受必要的检查和治疗。定期随访有助于发现并处理康复过程中可能出现的问题。

（3）注意伤口护理：患者应该按照医生或护士的建议进行伤口护理，保持伤口干燥、清洁，及时更换敷料。

（4）控制饮食：患者在术后可能需要遵循特殊的饮食计划，如低纤维饮食、低渣饮食等。避免辛辣、油腻、刺激性食物，控制饮食量，避免引起胃肠不适。

（5）保持体力活动：根据医生的建议，患者应该逐渐恢复适度的体力活动，如散步、简单的伸展运动等。避免剧烈运动，但保持适度运动可以促进康复。

（6）戒烟戒酒：戒烟戒酒可以减少结直肠癌的复发风险，有助于康复。

（7）心理支持：如果患者在术后感到焦虑、抑郁或有其他心理问题，应该寻求心理医生或心理医师的支持，进行心理辅导或治疗。

（8）参与康复活动：参与康复活动，如康复训练、心理支持团体等，可以加强康复的信心，提高生活质量。

（9）及时报告异常症状：如果患者在术后出现异常症状，如恶心、呕吐、腹痛、体重明显下降等，应该及时告知医护人员，避免问题加重。

131. 哪些方法可以预防下肢深静脉血栓？

术后下肢深静脉血栓形成（DVT）是一个常见的并发症，特别是在手术后的康复期间。预防术后下肢深静脉血栓形成的方法有以下几点。

（1）早期活动：尽早进行轻度的活动，如床上活动、床边坐起、站立等，可以促进血液循环，减少静脉血栓的风险。

（2）翻身和肢体抬高：长时间卧床的患者应该定期进行翻身，避免长时间固定在一个位置。此外，将下肢抬高可以帮助血液回流，减少静脉血栓的风险。

（3）使用弹力袜：医生可能会建议患者穿戴医用弹力袜，也称为抗压缩袜或静脉曲张袜。这种袜子可以提供压力，促使血液更好地流回心脏，减少静脉血栓的形成。

（4）药物预防：对于高危患者，医生可能会开具抗凝药物，如肝素或低分子量肝素，用于预防术后下肢深静脉血栓的发生。这些药物可以帮助防止血液凝结。

（5）早期康复：尽早进行康复运动，如步行、康复体操等，可以促进血液循环，减少静脉血栓的风险。

（6）戒烟戒酒：戒烟戒酒可以改善血液循环，降低静脉血栓的发生风险。

（7）及时就医：如果患者在手术后出现下肢肿胀、疼痛、发红等症状，应该及时就医，以便医生进行评估和处理。

132. 如何正确有效地穿弹力袜？

弹力袜，又称抗血栓梯度压力带，能有效预防术后下肢深静脉血栓形成。它的原理是从脚踝往上到大腿根部，有逐级递减的压力，利于下肢血液回流。正确穿着和保养弹力袜，才能有效发挥其抗血栓的功效。

（1）护士根据患者体型选择合适尺寸的袜子；弹力袜分两种长度，一种是腿长型，适合卧床的患者；一种是膝长型，适合能够下地活动的患者。手术后的患者，根据病情由腿长型逐渐过渡到膝长型。

（2）手术当天早晨，护士为患者穿好腿长型弹力袜，再送患者去手术室；或者手术后回病房，立即为患者穿上弹力袜。二者效果无差异。

（3）早上起床前，躺在床上穿袜子；如已起床，让患者重新卧床，抬高下肢10分钟，使静脉血排空再穿。保证穿好的弹力袜平整无皱褶。

（4）每天可以脱下弹力袜两次，建议早晚各一次，检查下肢皮肤情况；但每次脱袜时间不能超过30分钟，休息活动片刻后再次穿上弹力袜。经常检查袜子有无皱褶、滑落，以避免影响效果，甚至增加发生血栓的危险。

133. 出院后还需要继续穿弹力袜吗？

一般需要穿到术后3个月。如果护士给患者发了腿长型和膝长型两双弹力袜，那么，当患者每日下床活动时间大于4小时，可由原来腿长型变为膝长型弹力袜。

134. 弹力袜如何保养？

弹力袜需保持清洁，应用温水、中性皂液手洗，不要用力过猛，避免损害特殊弹性纤维。请勿使用漂白剂、热水或洗衣机清洗、脱水，清洗后吊挂或平铺阴干，避免阳光暴晒损伤袜子。请勤剪手脚指甲，在干燥的季节要预防足跟皮肤皲裂，特别注意在穿或脱弹力袜时，避免刮伤弹力袜。此外，还要经常检查鞋内是否平整，防止杂物造成弹力袜不必要的磨损。

135. 手术后患者为什么要进行早期活动？

由于手术创伤的打击，精神和体力的消耗，加之有的患者也害怕起床活动会影响伤口愈合，一般患者手术后都愿意静卧休息。其实，早期活动可使患者机体各系统功能保持良好的状态，预防并发症的发生，促进术后身体康复。那么早期活动有什么好处呢？

早期活动可以增加患者的肺活量，促进呼吸和肺扩张，可减少肺炎、肺不张的发生；促进血液循环，防止下肢深静脉血栓形成；避免因肢体肌肉不活动而导致的肌肉萎缩；促进胃肠蠕动和排气，减轻腹胀和便秘；促进膀胱功能恢复，避免排尿困难；活动还可以增进患者食欲，利于身体康复。

手术后当天，患者即可在床上进行深呼吸，四肢屈伸活动，在他人协助下翻身，次日可在协助下床边扶坐，无不适可扶床站立，室内缓步行走。活动时要掌握循序渐进、劳逸结合的原则，逐渐增加活动范围和活动量。避免没有准备而突然站立。感觉头晕、心悸、出虚汗、极度倦怠时应及时休息，不可勉强活动。

136. 患者术后多长时间可以洗澡？

首先，要看伤口的愈合情况，一般愈合良好，无红肿疼痛化脓等，拆线3～7天就可以洗澡。洗澡时需注意水温适宜，不要用力揉搓伤口，伤口局部也不应浸泡时间过长，毕竟局部刚愈合伤口皮肤较薄，且长时间浸水容易引发感染。一般主张采用淋浴的方式，避免盆洗或泡澡。其次，要看患者身体恢复情况，毕竟洗澡需要患者能基本自理，体质弱的患者洗澡时需有人陪伴，且时间不宜过长。

137. 拔了导尿管后患者不能排尿，该怎么办？

绝大多数患者拔除导尿管后可自行排尿，但也有少数患者拔了导尿管后不能自主排尿。引起这种现象的原因一部分与手术相关，如直肠和乙状结肠手术清扫淋巴结时对盆腔神经有一定的刺激和损伤，导致排尿功能障碍；此外也可能是因为患者不习惯于床上排尿、留置导尿管导致尿道黏膜炎性水肿、长期留置导尿管导致膀胱顺应性降低等。通常这种不能自主排尿的情况都是暂时性的，建议患者首先要放松，不要紧张，不要太急躁，也可以由家属搀扶患者下床试试，用热毛巾热敷或手按摩下腹部，或有尿意时听流水声。如果是长期留置尿管的患者，在拔除导尿管前先进行膀胱训练，间断夹闭导尿管（每次夹半小时至2～3小时）至患者感觉想要排尿再放开，如此锻炼1～2天后再拔除导尿管。如果上述方法都不奏效，可以考虑重新留置导尿管，必要时做膀胱造瘘术，待排尿功能完全恢复后再拔除导尿管。

138. 患者带导尿管出院需注意什么？

有些患者术后需要带导尿管出院自行护理，患者及家属要注意：

（1）导尿管留置时，为避免感染及导尿管阻塞，请务必充分摄取水分，每日至少2000ml，以增加排尿量；每日尿量至少维持在1500ml，以稀释尿液及产生自然冲洗力。

（2）集尿袋引流位置需在尿道口以下以充分引流尿液，同时避免因尿液反流造成尿路感染，但勿放置于地上，可用别针固定于裤腿膝盖左右位置。

（3）导尿管与集尿袋接头应保持密闭，以防受污染。

（4）每日消毒会阴部、尿道口，解完大便后需注意清洁。

（5）导尿管和集尿袋管子不可扭曲或受压，以防阻塞，穿宽松透气的内衣，且不可拉扯，以防出血。

（6）尿量超过集尿袋一半时需要倒尿，并随时观察尿液颜色、量、浑浊度。

（7）如发现尿道口有发红、肿痛、分泌物增加等症状，及时到医院就诊。

（8）集尿袋与导尿管的更换需遵循医务人员指导。

139. 手术后一般几天拆线？

通常结直肠癌手术腹部切口拆线时间为术后 8 ～ 12 天，但如患者存在高龄、低蛋白血症、糖尿病等影响伤口愈合的因素，拆线时间可适当后延。如伤口愈合过程中发现伤口存在脂肪液化或感染，需通过换药方式促进伤口愈合，拆线时间也需后延。

目前一部分腹腔镜或机器人结直肠癌微创手术采用免拆线的缝合方式。患者可根据医生的指导，定期伤口换药，保持伤口干燥卫生。术后 10 天左右观察伤口无异常，即可揭除敷料，让伤口自然裸露。

140. 影响拆线时间的因素有哪些？

（1）年龄（特别是老年人，愈合速度会慢）。

（2）伤口存在感染或污染。

（3）合并贫血（出血性及慢性）。

（4）营养状况（营养不良或肥胖、缺乏维生素 A 或维生素 C、缺乏微量元素锌、铁或铜）。

（5）合并其他疾病（如肝硬化、血管性疾病、糖尿病、慢性肺病、尿毒症等）。

（6）药物史（特别是激素类药物）。

（7）放疗及化疗。

（8）缝合方法、引流、异物等。

（9）饮食调养情况（辛辣饮食）。

141. 结直肠手术出院后注意什么？

结直肠癌患者在手术出院后需要特别注意以下几点。

（1）伤口护理：如果手术后有伤口，患者需要遵循医生或护士的建议进行伤口护理。包括定期更换敷料，保持伤口干燥和清洁，观察是否有红肿、分泌物等异常情况，及时向医生报告。

（2）饮食：饮食在康复过程中非常重要。患者可能需要遵循特殊的饮食计划，如低纤维饮食，避免刺激性食物。逐渐恢复正常饮食时，选择易消化、富含蛋白质、维生素和矿物质的食物。

（3）药物使用：如果医生开具了药物处方，患者需要按照医嘱准时服药。如果出现不适或药物副作用，应该及时告知医生。

（4）身体活动：在医生的指导下，逐渐增加身体活动。开始时可以进行简单的活动，如散步，然后逐渐增加运动量和强度。

（5）避免劳累：在康复期间，避免剧烈运动和重体力劳动，以免伤口承受过大的压力。

（6）注意排便：如果手术影响了肠道功能，患者可能会经历排便问题。医生或护士会提供关于如何管理这些问题的建议，包括饮食、药物和锻炼等方面的指导。

（7）定期随访：按照医生的安排进行定期随访，接受必要的检查和检验，以便随时监测康复进程和发现任何可能的并发症。

（8）戒烟戒酒：吸烟患者，应该尽量戒烟，同时限制酒精摄入，以减少癌症复发的风险。

（9）保持联系：保持与医生的联系，及时向医生报告身体状况的变化，以便得到及时的支持和指导。

142. 手术后患者为什么会出现发热现象?

通常在手术后3～5天内,患者体温会有轻、中度的升高,通常在38℃左右。这是机体对手术创伤的一种正常反应,一般不需要特殊处理。如果体温高于38℃或患者对体温升高感觉不适,可给予温水擦浴、酒精擦浴、冰袋冷敷等方法进行物理降温。一般在手术3～5天后体温可以逐渐恢复正常。但如果术后体温升高持续不降或术后3～5天体温恢复正常后又升高,则有可能是发生了切口感染或其他并发症,医生会查找原因,并进行相应的处理。

143. 患者术后发热,如何降温?

通常当体温在38.5℃以下时,可考虑采用冰袋冷敷、酒精擦浴等方法物理降温,无需使用退热药物。但如果体温高于39℃,就会增加人的氧气消耗量,患者会出现头痛、烦躁,同时心率会明显加快,增加心脏负担,所以要积极采用药物与物理降温联合使用的方法,促使体温下降。

144. 为什么会有手术并发症?

手术后可能发生各种并发症,一部分与手术相关,也有一部分由原发病或一些不相关的因素引起。有时原已存在的并发症又可导致另一并发症(如术后大出血可能引起心肌梗死)。一些并发症可以通过术前充分准备、手术操作改进以及加强术后护理等方法降低发生率或避免发生，但有些并发症的发生与患者的个体差异及既往身体情况有很大关系，其发生存在偶然性或不确定性，无法完全避免。因此，手术前医生会向患者和家属交代各种手术并发症发生的风险，医生也会采取相应的预防和治疗措施，防止并发症的发生。患者及家属也要有相应的风险意识，对各种并发症的发生抱有相应的心理准备。

145. 出现手术并发症后，该怎么办？

术后并发症的发生是手术后的常见现象，也是外科医生术后管理的一个重要组成部分。对于常见的一些并发症，医生通常有比较丰富的处理经验，也有成熟的处理方案。因此，家属不需要过分恐惧，更不应怨天尤人，应该充分与医生进行沟通，积极配合按照既定的方案进行治疗。遇到一些少见的或者复杂的并发症，家属可协助医生组织相应的会诊。

当然，出现术后并发症后，患者病情的恢复会比预想的要缓慢，甚至有可能往不好的结局发展，因此要有相应的思想准备。同时，出现术后并发症后治疗的时间和费用也会增加，也需要做好相应的准备。

146. 为什么会出现术后吻合口瘘？出现了吻合口瘘怎么办？

结直肠癌术后吻合口瘘常发生在术后1周左右。与吻合口张力过大、组织血供不足、组织愈合能力不佳、缝合技术不当等有关，在贫血、水肿、低蛋白血症的患者中更易出现，同时高龄、糖尿病、长期服用糖皮质激素类药物等也被认为是吻合口瘘发生的危险因素。

出现吻合口瘘后，如患者出现高热、脉速、腹痛及弥漫性腹膜炎的表现，需立即手术进行结肠或回肠造瘘、盆腔引流；如症状较轻无弥漫性腹膜炎，可先行禁食、胃肠减压、充分引流、肠外营养、抗感染等综合治疗。如治疗措施得当，吻合口瘘通常可以愈合。需经结肠镜检查证实完全愈合后再行造瘘还纳术。

147. 术后出现进食后频繁呕吐的原因是什么？

（1）胃瘫：患者多于术后数日内停止胃肠减压、进食流质或由流质饮食改为半流质饮食后出现上腹饱胀不适、恶心、呕吐及顽固性呃逆等症状。一般疼痛不明显，进食后呕吐大量胃内容物，可含有或不含有胆汁，吐后症状暂时缓解。胃瘫一旦发生，常持续数周甚至更长时间，目前尚缺乏有效治疗方法。采取非手术治疗一般均可治愈，采用促胃肠动力药物可能获得一定的疗效。

（2）术后肠梗阻：结直肠癌术后，小肠及结肠肠管可能因术后粘连、组织水肿、炎症肿块压迫等形成梗阻。临床表现为上腹部饱胀，呕吐含胆汁的胃内容物。立位腹平片可以帮助明确梗阻部位。如果非手术治疗无效，应手术解除梗阻。

（3）吻合口梗阻：因吻合口太小或是吻合时肠壁组织内翻过多而引起，也可因术后吻合口炎症水肿出现暂时性梗阻。如原因为前者，常需再次手术处理。如原因为后者，经胃肠减压等处理后吻合口水肿可消退，梗阻可缓解。

148. 什么是肠造口？

由于疾病等原因，通过手术将消化管腔一部分翻转缝于腹部的一个新选开口处，用于排泄体内废物。常见的有结肠造口、小肠造口、尿路造口。

149. 正常造口是什么样？

造口外观呈牛肉红色，黏膜颜色类似正常人口唇的颜色，表面光滑湿润，色泽红润（有丰富的毛细血管）。造口黏膜非常娇嫩，擦洗过程中会有少量血丝，属于正常现象，擦洗时动作需轻柔；造口没有痛感，不会出现疼痛，需好好保护，避免碰撞。造口周围皮肤完整、平坦。

150. 为什么要进行术前造口定位？

造口定位是根据患者的病情、手术方式及腹部皮肤情况，术前由医生、造口师与患者共同选择一个合适的造口位置。这样做便于术后患者自我护理，有利于降低造口并发症的发生。

151. 怎样测量造口的大小？

根据造口不同形状进行测量。圆形造口：测量直径；椭圆形造口：测量最宽和最窄处；不规则形造口：图形或描摹法测量。最好的方法是用透明纸盖在造口上沿着造口的外沿画下来，就是最准确的造口大小。用剪刀剪裁好，再画在造口底盘上，就能剪出合适的造口底盘。

152. 清洁时造口发生少量渗血怎么办？

少量出血是正常的。因为造口与皮肤连接处有很多微血管，清洗摩擦可以引起微血管少量出血。出血时用棉签轻轻按压可以止血，清洁擦洗动作要轻柔。如果出现不断渗血，应及时去医院查明原因。

153. 粘贴造口底盘时应该注意哪些问题？

粘贴造口底盘需要注意：①保持造口周围皮肤干爽和清洁。②底盘与皮肤接触处不能有缝隙、褶皱。③粘贴后用手轻轻按压底盘，使造口底盘与皮肤粘贴紧密。④气温过低时，粘贴底盘完毕后安装好造口袋，可用手轻轻按在造口袋上5～10分钟，使造口底盘与皮肤粘贴更紧密。⑤更换造口底盘时，揭除造口底盘动作要轻柔，避免机械性损伤造口周围皮肤；底盘揭除后检查底盘背面黏胶是否被腐蚀，是否有排泄物残留，检查造口周围的皮肤是否发红或者破损，以判断造口底盘更换的时间是否合适。

154. 为什么要保护好造口周围皮肤？

肠造口术后的皮肤护理是患者面临的一个重要问题。因肠造口没有括约肌的约束会导致不规则的排便状态，以及造口用品的不正确使用，都会引发造口周围皮肤的损伤，给患者造成痛苦。因此，选择造口用品时过敏体质患者使用前应做过敏试验。根据造口类型选择产品，黏性较强的造口底盘在更换时应轻柔谨慎，一手按住周围皮肤，一手轻轻揭下底盘。底盘溶解近2/3应给予更换，更换宜早不宜迟。选择合适的造口用品、掌握正确的更换方法和时机是皮肤护理的关键。

155. 如何选择造口袋更换时间和频率？

（1）造口袋更换时间：结肠造口一般在进食前或餐后1～2小时内进行换袋，或根据自己的排便习惯更换。回肠造口一般在清晨未进食前换袋，可减少换袋过程中排泄物流出导致的粘贴困难。

（2）造口袋更换频率：①回肠造口患者一般2～3天更换一次。②结肠造口患者一般3～5天更换一次。③如有渗漏时应及时更换造口袋。若出现每天需要更换造口袋的情况，应及时就诊。

156. 如何正确储存造口袋？

造口袋储存方法不正确，会影响造口袋的质量，造成一定的经济损失和浪费，应储存在干爽、阴凉、阳光不能直射的室内；避免放在高温、潮湿或低温的环境中，并避免重物压迫。另外，储存不宜过多，避免因造口变化而造成浪费。

157. 肠造口后患者需要特殊饮食吗？

造口患者不需要吃特殊的食物，因为造口并不是一种疾病。由于每个人的体质和习惯不同，手术后初期饮食应清淡、易消化。恢复期和康复阶段的饮食以合理营养为基础，以平衡膳食为原则。随个人喜好调整，可以选择和手术前相同的食物。

158. 肠造口患者的饮食原则是什么？

（1）要规律：恢复期和康复期的造口患者可按正常餐次用餐，进食时应充分咀嚼食物，做到细嚼慢咽。

（2）食用适量的膳食纤维：适量的膳食纤维可以调整肠道功能状况，减少便秘和腹泻发生，注意将蔬菜切细即可。

（3）补充充足的水分：可以软化大便，防止便秘。对回肠和升结肠造口患者，充足的水分可减少水分丢失的症状。

（4）限制饮酒：少量饮酒可以接受，啤酒可引起稀便或腹部不适。

（5）避免高脂肪饮食：包括肥肉、鸡皮和鸭皮等，脂肪含量高的食物可引起腹泻。

159. 各类肠造口应有怎样的饮食特点？

（1）小肠造口：应增加水分的摄入，防止脱水，如米汤、果汁等；进食应充分咀嚼，以利消化；避免进食速度过快而吞入空气，或边进食边谈笑；避免暴饮暴食，应定时定量规律进食；避免一次进食大量高纤维食物；应注意补充维生素和微量元素，如新鲜水果、蔬菜。

（2）结肠造口：定时定量，规律餐次；食用适量的膳食纤维；饮用足量水分；避免高脂饮食；避免引起腹部不适或产臭味的食物。

160. 容易引起肠造口不舒适的食物有哪些？

容易使胃肠胀气的食物：萝卜、豆类、牛奶、洋葱、啤酒及含碳酸盐的饮料、坚果等。容易产生臭气的食物：葱、蒜、洋葱、萝卜、韭菜、八角等。可多饮新鲜果汁和脱脂酸奶。容易发生腹泻的食物：咖喱、辣椒、牛奶、冷饮、酒类等。容易造成造口堵塞的食物：芹菜、玉米、果皮、干果等。

161. 造口患者可以洗澡吗？

肠造口患者腹部伤口愈合后就能享受沐浴的乐趣。正常暴露在空气和水中都不会伤害造口，水不会流入造口，因此，洗澡时可以戴或者不戴造口袋。用清水或无香精的中性沐浴液清洗造口周围皮肤即可。如果戴着造口袋，请记得洗澡后更换新的造口袋。洗澡时应避免强水流冲击造口。建议采用淋浴的方式。

162. 造口患者怎么穿衣？

以宽松的衣物为宜，衣料要柔软、弹性好。避免穿紧身衣，以免压迫造口黏膜，引起黏膜的损伤及影响排泄物的排出。建议穿高腰、宽松的衣裤或背带裤。

163. 造口患者锻炼和运动时注意什么？

造口早期建议从散步开始，逐渐增加活动量，如慢跑、太极拳、骑自行车、爬山、游泳、台球等。避免举重、篮球、足球等增加腹压和碰撞的活动。活动时佩戴造口腹带，预防造口旁疝的发生。

164. 造口患者可以过性生活吗？

一般手术后3个月，患者的生理、心理恢复正常后，可以开始性生活，同房前先排空造口袋或者佩戴迷你造口袋。选择合适的姿势避免压迫造口。

165. 做肠造口手术后可以正常工作、旅游吗？

肠造口患者术后半年即可恢复原有工作，而且无需担心因造口而影响正常的工作，但须避免过重的体力劳动，注意劳逸结合，不要熬夜。坚持定期复查，一般2年内3个月复查1次，2～5年每半年复查1次，发现异常及时就诊。

造口患者在体力恢复后，同样可以外出旅游，领略大自然风光。外出旅游注意以下几点：造口袋放在随身行李中，随时更换；外出时带足量造口用品，无法清洗时可丢弃；旅途中注意饮食卫生，防止腹泻。

166. 什么是预康复理念？

预康复是在术前增强个体的功能储备，以使患者能够更好地承受随之而来的手术应激的过程，是为了加速术后康复而进行的一些术前准备活动，以达到快速康复的目的。

167. 术前哪些运动有助于预康复？

（1）有氧运动：每天步行至少7500步。如爬楼梯，每次爬5层楼梯，每天3次（可视身体情况中途适当休息）。

（2）肺功能锻炼：吹气球锻炼肺功能，预防术后肺不张、肺部感染等并发症。每天3组，10次为一组，每次吹起气球直径达10～15cm。医护人员还会根据您的个人情况给予呼吸功能训练器进行肺功能锻炼。

（3）肢体功能锻炼：康复训练脚踏车，可进行手、脚的肌肉功能锻炼，每天3次，每次10分钟（视个人身体情况而定，医护人员会做出相应建议）。

（4）直腿抬高训练：术前通过直腿抬高训练可以训练大腿前部股四头肌群和小腿肌群的力量，为术后早期下床活动做准备。取仰卧位，膝关节保持伸直，脚面可自然放松或下压，抬高下肢与床面形成30°～45°角，维持5～10秒后放下为1次。每组30次，每日2～4组。

（5）踝泵运动：包括踝关节屈伸运动和踝关节绕环运动。可促进下肢血液和淋巴循环，进而预防下肢肿胀、预防下肢静脉血栓形成。踝关节屈伸运动指躺或坐在床上，下肢伸展，大腿放松，缓慢勾起脚尖，尽力使脚尖朝向自己，至最大限度时保持10秒，然后脚尖缓慢下压，然后放松，此为第一组动作。踝关节绕环运动指以踝关节为中心，脚趾作360°绕环，尽力保持动作幅度最大，可顺时针和逆时针交替进行，此为第二组动作。每次10组，每天3～6次。

168. 术前如何做到营养优化？

有研究显示，患者会因现存或潜在的营养问题而导致术后并发症发生率增加、生存期缩短等。对结直肠癌患者术前行营养护理干预有助于改善患者术后营养状况，以实现患者预康复。术前饮食以高蛋白、高热量、富含膳食纤维为主，如新鲜水果、蔬菜等食物，少食多餐，少吃脂肪含量高的食物，特别是要控制猪油、肥肉等动物性脂肪的摄入。当然也要根据疾病情况（便秘、腹泻等）给予个性化饮食指导，改变不健康的饮食习惯，糖尿病患者需做好血糖管理。如果日常膳食无法满足营养需求，也可以在医生的建议下口服营养制剂，该方式具备经济方便、并发症少等优点，是术前营养支持治疗的首选方式。还有比较重要的是戒烟酒，避免劳累。

169. 术前肠道准备及生理准备有哪些？

（1）肠道准备：结直肠中含有大量粪便和肠道细菌，容易造成术中污染和术后吻合口瘘等并发症，因此除了术前开始控制饮食外，还需要清洗肠道。根据患者病情，术前需要服用聚乙二醇电解质散等泻药或使用清洁洗肠的方式排空肠道。

（2）生理准备：患者术前2周戒烟酒，学习深呼吸、缩唇呼吸、腹式呼吸等肺功能锻炼方式。手术前，患者可进行爬楼梯运动，从可耐受的最小量开始，速度不宜过快，循序渐进，可帮助提高心肺功能。患者术前一晚沐浴，剪除腹部、阴部毛发，清洗肚脐，去除身上所有饰品及金属制品。剪短指甲，女士长发可扎低双马尾辫，男士需刮除胡须。

170. 结直肠癌患者术后排便次数增多，排不净怎么办？

结直肠癌患者术后排便次数增多属于常见现象，与手术导致的解剖结构变化、术后饮食习惯改变及术后肠道功能尚未恢复有关。第一，术后患者日常饮食应以清淡、易消化的均衡饮食为主，少吃油腻的食物。第二，每次排便后用温水清洗肛门局部，并涂抹护臀膏保护肛周皮肤；温水坐浴每天2次。第三，可以选择口服益生菌类药物，调节肠道菌群，促进规律排便。若患者腹泻严重，需在医生指导下口服药物来控制排便。第四，保持适当运动，做提肛运动，每次50个，可以分组进行，每天2～3次。随着饮食习惯的恢复、手术部位炎症反应的减弱及肠道的代偿功能恢复等，排便将逐步恢复正常。

171. 结直肠癌患者出院后多久复查一次？

结直肠癌手术是对肿瘤病灶切除及区域淋巴结进行清扫，在肉眼上确实消灭了肿瘤，但血液循环和局部微环境中仍可能存在肉眼不能见到的肿瘤细胞，这也是很多患者需要进行术后辅助放化疗杀灭这些残余细胞以防止复发的原因。结直肠癌Ⅰ期的患者，术后每6个月复查1次，术后随访5年；5年以上每年复查一次；Ⅱ～Ⅲ期的患者前3

年内每3个月复查1次，3～5年期间每6个月复查1次至术后5年；5年后每年一次随访。因为结直肠癌患者特别是分期较晚的患者术后复发率比较高，其中超过90%的复发均发生在术后2～3年，所以术后前3年的复查频率会相对高一些。若复查间隔时间较长，很可能因为没有及时发现肿瘤的复发转移，导致病情进展快，治疗的效果差。早期发现肿瘤的复发、转移并及时治疗，是延长生存期的重要条件。术后超过5年没有复发的患者复发率会较低，可以称为临床治愈。但仍有部分患者会出现复发，这往往与平时的生活习惯、家族遗传因素有关，所以仍然需要每年复查1次。

172. 结直肠癌患者日常生活中要注意什么？

（1）保持轻松愉悦的心情，建立规律的生活作息习惯。

（2）适当运动，如慢走、太极拳、游泳等有氧运动。避免过度劳累及受凉。

（3）保持饮水量。

（4）戒烟戒酒，避免摄入刺激性饮品，适当进食肉、蛋、奶等优质蛋白食物，增加新鲜蔬菜、水果摄入量，避免过度油腻食物。

173. 结直肠癌病情需要日常监测哪些指标？

大便性状和排便习惯的监测是结直肠癌患者病情监测的重要部分，如果再次出现大便带血、腹泻、发热等情况，可能病情发生变化，需要及时就医。体重是衡量结直肠癌患者病情变化及康复情况的重要指标，结直肠癌患者应当监测体重变化，若无明显原因出现体重下降，应当及时就诊。

174. 结直肠癌会向哪些部位转移？

结直肠癌发展到一定阶段时癌细胞会脱离原发肿瘤病灶，迁移到身体的其他部位形成新的病灶，称为转移。转移是肿瘤发展的一个表现，意味着疾病恶化。结直肠癌一般会按三个途径发生转移：①血行转移。肿瘤细胞沿肿瘤周围血管迁移到身体其他部位或器官，其中最常见的转移部位是肝，其次是肺，骨、脑等部位也可以发生转移。②淋巴转移。肿瘤细胞沿周围淋巴管迁移到其他部位，如肠壁、肠系膜、血管周围的淋巴结。③种植转移。肿瘤细胞由病灶直接脱落到腹腔，在大网膜、腹膜等处种植、生长成为肿瘤结节。

175. 如何确定结直肠癌患者有无转移？

诊断结直肠癌患者有无转移（包括治疗前和治疗后）均需依靠影像学诊断、病理学检查等手段。通过腹部超声和胸部X线检查初步排查肝、肺、腹盆腔淋巴结有无转移情况，可以通过腹部、胸部CT、MRI检查进一步确认。核素骨扫描检查可排查有无骨转移。颅脑CT、MRI检查排查有无脑转移。PET/CT检查可同时查看全身各部位有无转移的情况，在判断有无远处转移方面PET/CT检查具有优势，但因价格昂贵，一般不作为初步诊断的首选检查项目。影像学诊断确定的转移或不能明确排除的转移病灶有时还需细胞学检查和/或病理学检查确诊，包括穿刺活检、手术切除或切取活检等。

三、治疗篇

176. 结直肠癌淋巴结转移是否已发展为晚期？

结直肠癌出现淋巴结转移确实是病变进展的表现，但淋巴结转移大都局限于区域淋巴结，淋巴结出现转移在病变分期上属于Ⅲ期，较血行转移至如肝、肺、脑等远处器官时的Ⅳ期（晚期）病变预后要好。

177. 已经发现结肠癌有转移了，还能治疗吗？

中、晚期恶性肿瘤患者往往都伴有转移，但根据转移部位不同，还要对病情进行详细的区分。如果只是局部淋巴结转移，病情还处于中期，通过手术治疗和术后辅助化疗有很大的可能性获得根治。远处转移也分为两种情况：①转移的部位仅局限在某个脏器如肝、肺、卵巢等，有可能通过手术达到完全切除。这种情况下，手术＋术后化疗同样可能达到根治。如果肿瘤虽然局限在某个器官，但医生认为不能手术切除的患者，也可能先进行化疗或化疗联合靶向治疗，使肿瘤缩小、减少，还是有可能获得手术切除的机会。②肿瘤转移的部位很广泛，包括多个脏器的转移，或单个脏器弥漫的转移，即使行强烈的化疗或化疗联合靶向治疗，仍然没有根治切除的机会，此时通过全身化疗可以使肿瘤（包括原发病灶和转移病灶）缩小或保持稳定状态，控制肿瘤的发展，缓解肿瘤导致的症状，提高患者的生活质量，并延长患者的生存期。通过积极的全身治疗，有一半的患者能够存活2年以上，个别患者生存期更长。

178. 结直肠癌远处转移，容易转移到哪些脏器？

结直肠癌最常见的转移脏器包括肝、肺、卵巢、腹膜、腹腔盆腔区域外淋巴结等。所以，复查时要特别注意这些部位。

179. 结直肠癌远处转移的治疗原则是什么？

结直肠癌远处转移的治疗原则一样要遵循个体化、规范化和多学科综合治疗的原则。如果原发病灶和转移病灶能被完整切除可增加治愈的机会，手术加术后全身化疗是可切除转移性结直肠癌的基本治疗模式。但能手术切除者只占少数，大部分患者是采用全身治疗，其中部分患者的转移灶在化疗后还可获得手术切除的机会。

180. 常用什么检查方法发现结直肠癌肝转移？

无论是结直肠癌手术前检查或是手术后复查均应当检查肝脏。腹部超声检查简单、易行，可作为普查的首选手段。腹部CT除能显示肝脏转移病灶外，还可以同时显示肺、腹盆腔是否有转移情况。肝胆增强MRI检查，尤其是使用肝细胞特异摄取的增强造影剂能更清楚地明确转移灶的数目、部位。这些都是常用的检查方法，各有优势，可结合使用。对于影像学征象不典型的转移灶，必要时可考虑行穿刺病理学检查明确诊断。

181. 结直肠癌患者肝转移是否还能行根治性手术？

结直肠癌肝转移患者如肠道的原发病灶可以根治性切除、无肝外不可切除的转移灶、肝转移灶技术上有切除可能、残余肝脏足以维持正常的肝脏功能时，就可行根治性手术。

182. 什么是结直肠癌肝转移患者的姑息手术？

有时肝转移病灶虽不能切除，或除肝转移病灶外尚有其他远处部位的转移灶，手术无法切净达到根治手术，但肠道原发肿瘤引起出血、梗阻等症状时，可考虑行仅切除肠道原发病灶或近端结肠造瘘的姑息手术，解除出血、梗阻症状以及减少肿瘤负荷，再进行其他综合治疗。

183. 可切除的结直肠癌肝转移患者是先接受手术还是先化疗？

可切除的结直肠癌肝转移如无明显的出血、梗阻等症状，可考虑先行全身化疗，如肝转移病灶缩小或减少后再考虑行根治手术；如肝转移灶数目较少，甚至单发也可考虑先行手术再化疗；如肠道原发肿瘤合并出血、梗阻等症状，应考虑先行切除肠道原发病灶，或行同时切除肝转移灶的同期根治手术。

184. 对可切除的结直肠癌肝转移患者先手术再化疗和先化疗再手术各有什么优缺点？

先手术再化疗的优点在于可及时解除局部症状，减少肿瘤负荷，患者身体条件佳，手术耐受性好；缺点在于如出现肠瘘、感染等并发症时可能延迟全身化疗的进行。先化疗再手术的优点在于，化疗后可观察药物疗效，指导术后化疗方案的制订；缺点是如药物对肿瘤不敏感，肿瘤有可能进展，化疗后患者手术耐受力降低，易出现手术并发症。

185. 如同时发现结直肠癌及肝转移病灶是同期切除还是分期切除？

如患者身体条件佳，可耐受同时切除肠道原发病灶和肝转移病灶，可行同期手术，减少住院时间和住院费用。但如身体条件差无法耐受同时切除，可考虑先切除肠道原发肿瘤，解除局部症状，减少肿瘤负荷，待术后休养身体后再行二次手术切除肝转移灶。

186. 除手术切除外，结直肠癌肝转移还有什么治疗方法？

除手术切除外，结直肠癌肝转移可在术前和/或术后做全身化疗。此外，对部分肝转移灶可考虑行射频、微波、冷冻、介入栓塞、γ射线等局部治疗。

187. 靶向治疗药物对结直肠癌肝转移的治疗与传统化疗相比效果更好吗？

靶向治疗药物对部分化疗不敏感病例仍然有效，与化疗药物同时使用也有提高生存率和延长生存期的作用，但并非对所有病例有效，在使用前应行基因检测筛选合适的病例。另外，价钱昂贵也制约了其广泛使用。

（二）内 镜 治 疗

188. 早期结直肠癌患者可否做内镜下微创手术？

应用内镜下微创技术治疗早期结直肠病变，不仅能获得与传统外科手术同样的治疗效果，而且操作简单、安全、风险小，能够明显提高患者术后生活质量，代表了早期结直肠癌的诊治方向。局限于黏膜层的恶性上皮内瘤变称为高级别上皮内瘤变（HGIN），一般无淋巴结转移。但病灶活检病理学显示为HGIN的结直肠病变，约有90%其实为浸润性癌，因此对于病理诊断HGIN的病例应重视其浸润深度。超声内镜可以准确判断病变浸润深度、区域淋巴结转移情况和周围器官浸润情况，可参考超声内镜的诊断结果判断病灶性质，评估病灶浸润深度，确定内镜或外科切除方式。对于没有淋巴结转移的黏膜内癌及向黏膜下层轻度浸润的SM1期癌，内镜治疗与外科手术疗效相当，且并发症少、住院时间短、费用低，故推荐首选内镜下根治性切除。根据切除标本的术后病理，严格制订下一步追加治疗或随访方案。

189. 内镜下对早期结直肠癌或癌前病变患者的治疗方法有哪些？

主要包括内镜下息肉切除术、内镜下黏膜切除术（EMR）和内镜黏膜下剥离术（ESD）。

EMR 和 ESD 是内镜治疗的规范技术，在国内已经广泛开展多年。一般 EMR 的应用比较普遍，该技术并发症少，较为安全。较大的结直肠息肉均可采用 EMR 切除，病灶直径＜20mm 的早期结直肠癌和/或高级别上皮内瘤变，经术前评估可一次性整块切除者也可采用 EMR。内镜下分片黏膜切除术（P-EMR）可作为切除较大直径（＞20mm）病变的备选方法。

ESD 是一项更新的技术，虽然发生出血或穿孔等并发症的风险高于 EMR，但 ESD 可以获得更深的黏膜下切除距离，更适合应用于怀疑有黏膜下浸润的早期结直肠癌的内镜下治疗。内镜下切除早期结直肠癌和/或高级别上皮内瘤变，ESD 的治疗效果优于 EMR。对于术后标本垂直切缘阳性的病例，应追加外科手术；对于完整切除的病例，应根据患者情况，考虑是否追加外科手术。

190. 内镜治疗后患者该如何复查？

在内镜下切除结肠腺瘤后，定期随访可显著减少进展期腺瘤的累积发生率。根据国内外相关指南和共识意见，并结合我国实际情况，推荐在高质量结肠镜诊疗后根据息肉/腺瘤的病理性质、大小以及数量等因素综合决定结肠息肉/腺瘤切除术后的随访间隔：①直肠、乙状结肠增生性小息肉（直径＜10mm），在第2～3年随访；②1～2个小管状腺瘤（直径＜10mm），在第1～3年进行随访；③3～10个小管状腺瘤，在第1～2年进行随访；④超过10个小管状腺瘤，在第1年进行随访；⑤任何一个腺瘤的直径≥10mm、病理提示绒毛状腺瘤或者腺瘤伴高级别上皮内瘤变，在第1～2年进行随访；⑥直径＜10mm且无上皮内瘤变的无蒂锯齿状息肉，在第2～3年随访，直径≥10mm或伴有上皮内瘤变的无蒂锯齿状息肉或传统的锯齿状息肉，在第1～2年进行随访；⑦锯齿状息肉病综合征，在第1年进行随访。若首次结肠镜检查质量较低，可适当缩短随访间隔。

早期结直肠癌内镜切除后随访的目的是早期发现局部残留/复发、转移和异位病灶。随访计划的制订，应综合考虑所采用的内镜治疗技术（如整块切除或分片切除）、基于标本病理结果的切除完整性评估、是否存在复发危险因素以及患者的基础疾病等多方面情况。根据专家共识建议，在早期结直肠癌治愈性内镜切除后第6个月、12个月分别复查1次，如果复查结果均正常，可将随访时间延长至1～3年，并注意结合肿瘤标志物、便潜血试验和相关影像学检查；而通过分片切除的病变，按复发风险不同在3～6个月内进行首次复查为宜，随访时应注意避免漏诊病变。

（三）放射治疗

191. 什么是放射治疗？

简单来说，放射治疗（简称放疗）就是利用放射线能杀死肿瘤细胞的基本原理来治疗肿瘤的方法。目前，用来治疗肿瘤的放射线主要有高能量的X射线、高能量的电子射线（β射线）以及最常用来做近距离治疗的伽马射线（γ射线）。这些射线进入肿瘤内通过损伤肿瘤细胞核内的DNA，导致肿瘤细胞死亡，从而达到治疗肿瘤的目的。伽马刀是运用γ射线的放疗手段。调强治疗和射波刀均是运用X射线的放疗手段。质子射线和重离子射线能级更高，可打断肿瘤细胞的DNA链，对目前光子治疗不敏感的肿瘤，有更好的治疗效果。同时质子和重离子拥有布拉格峰物理特性，可将能量迅速跌落，对肿瘤周围的正常组织损伤更小。放疗是恶性肿瘤治疗中最主要的治疗手段之一，75%的肿瘤患者在不同阶段可能都需要放疗，因而是一种非常重要的治疗手段，同时也是运用很广的治疗方法。

放疗的优点是对幼稚和生长旺盛的肿瘤细胞作用很大。缺点是放射线在破坏和杀死肿瘤细胞的同时，对周围正常组织细胞也有破坏作用。

192. 放疗可取代手术治疗吗？

放疗和手术同属局部治疗方法，也是治疗局限性肿瘤最有效的手段。但由于肿瘤的病因极其复杂，每种肿瘤的生物学特点不尽相同，各种治疗方法的疗效也有差别，有些肿瘤应以外科手术治疗为主，有些肿瘤应以放疗为主，有些肿瘤则需以化疗为主。每位患者在被确诊时肿瘤的病理类型、分化程度千差万别，肿瘤的分期也各不相同，所以，在决定治疗方案时需要综合考虑每位肿瘤患者的特点，分别采取不同的治疗方法，以求达到最佳的疗效。此外，患者的全身状况、治疗意愿等对治疗方案的选择也有重要影响。如局部晚期直肠癌，在手术前通过放疗局部治疗手段起到降期的作用，提高切除率，提高保肛率，提高局部控制率，带来生存获益。对于低位的早期直肠癌，放疗也可以使一部分患者的肿瘤达到临床完全缓解，继而达到器官保留的目的。但是需要注意，放疗并不能100%使肿瘤完全退缩，当肿瘤未达到临床完全缓解时，手术仍然不可替代。因此，放疗取代手术的说法并不恰当。

193. 放疗的具体流程是什么？

接受放疗有以下四个步骤。

（1）定位（主要指CT定位）：确定治疗体位、固定及CT模拟机下扫描。如有磁共振定位设备，可同步行磁共振定位。磁共振技术可为临床提供更清晰的图像。

体位确定的目的：体位确定指决定放疗时采取的姿势，其有利于计划设计及体位重复，减少不良反应，不同部位的放疗体位要求不一样。

固定（包括固定器及模具的固定）的目的：便于每次治疗能够最大限度地重复相同的体位，减少治疗时的摆位误差。

（2）靶区勾画：在患者图像上（目前大多指定位CT图像）分别勾画需要治疗的范围和周围的正常组织器官，治疗范围通常包括肿瘤及其周围可能有肿瘤浸润的区域。靶区勾画对于放疗至关重要，医生会在这个环节投入很大的精力，因此需要的时间较多。

（3）计划设计及审核：物理师按照医生的靶区勾画、治疗剂量和重要器官的限制，使用计算机进行放疗计划的设计。包括射线治疗的角度、治疗范围的大小、剂量等，并计算合成剂量分布图（类似地图中的海拔平面图）反映靶区的剂量分布和正常组织器官的受量。医生和物理师共同审核计划，不合要求者继续修改完善，达到要求者执行放疗计划。这个阶段需要医生和物理师的紧密配合，修改过程因治疗计划的复杂性而不同，有时1～2天即可完成满意的计划，有时则需要5～7天或更长的时间。

（4）计划执行：医生和物理师对治疗计划均认可后，就可以实施治疗了。首次治疗摆位，经确认后进行首次治疗。在随后治疗期间使用锥形束CT（CBCT）技术确保治疗时治疗范围的变化在误差允许范围内。

总而言之，目前在CT引导下的调强放疗要求治疗的精准度非常高。患者接受的放疗范围和剂量更确定、更精确，同时也最大限度地保护了周围正常器官或组织。

194. 调强适形放疗有哪些优点?

现代放疗技术可达到射线能量范围在三维立体图像上和治疗范围保持一致,同时治疗区域内剂量线均匀。这种放疗技术称为调强适形放疗(IMRT)。调强适形放疗的好处体现在两个方面:①使得肿瘤受到的照射剂量能够尽可能满足控制肿瘤的要求;②能够降低对正常组织的照射剂量,正常组织损伤减轻,有利于提高患者生活质量。不同的肿瘤从调强适形放疗中获益的程度并不相同,以上这两方面的权重也不一样,有时会考虑让肿瘤接受的放射剂量多一些,有时会考虑降低接受的放射剂量保护正常组织的价值更为重要一些,医生们会从患者的需求及肿瘤的具体状况出发综合考虑,目的就是使患者得到最好的疗效和最小的正常组织损伤。

195. 什么是放疗的定位?

放疗开始前,需要先扫描一套CT图像,以此套图像为基准进行靶区勾画、计划设计评估等放疗准备工作。在放疗执行过程中,需要治疗期间的肿瘤位置及正常组织位置和基准图像保持一致,因此在放疗起始阶段,医生就需要考虑患者的肿瘤位置和临床需求,并将此时的体位保持固定,以便后续治疗执行期间和基准图像保持一致。这个基准CT图像的确定扫描过程就称作放疗的位置固定,简称放疗定位。如直肠癌患者,需要交代患者定位前使用开塞露,排空直肠,饮用固定量的水,达到憋尿充盈膀胱的目的,同时尽量取俯卧位的位置固定,进而行CT扫描。放疗执行期间患者需要和定位的要求保持一致,同样需要排空直肠和充盈膀胱，俯卧位治疗。

196. 什么是放疗的靶区勾画？

调强适形放疗的靶区勾画是确定哪里是肿瘤、哪里是肿瘤比较容易侵犯的部位、哪里是可能侵犯和转移的部位、哪些组织和结构是必须重点保护的、哪些组织是需要尽可能保护的、哪些组织因为肿瘤的关系必然或可能会损伤的，是一个临床思考和决定过程。这个过程最能体现医生的水平和临床经验，是决定治疗成败的关键，所以医生通常会在这个环节花费很多的精力和时间，反复比对 CT 和 MRI 以及内镜检查和临床查体的情况，在 CT 定位图像上仔细斟酌，每一层 CT 图像均需要完整勾画出肿瘤部位、预防范围、保护的正常组织，确保不遗漏肿瘤和尽可能保护正常的组织。

197. 放疗为什么要做计划设计？

放疗计划就是物理师设定如何利用射线来满足医生规定的靶区和正常组织所接受的剂量要求的过程。这个过程是必须的，是放疗过程中一个关键环节。

放疗计划尤其是调强放疗计划的设计是一个非常复杂的过程。需要有丰富经验的从业人员和先进的计算机计划系统。现在的计划系统大多是逆向设计计划，在强大的计算机系统的辅助下，制订出最优的计划，最大限度地满足肿瘤剂量要求和对正常组织的保护。

198. 放疗前怎么进行分期检查?

肿瘤患者在放疗前需完成分期检查,以便选择治疗方案,如直肠癌患者方案制订前需完善以下检查。

(1)病史询问:包括家族史。

(2)体格检查:包括直肠指检及全身查体。

(3)结肠镜及活检:建议全结肠镜检查,了解伴发的肿瘤及其他结直肠病变,发现肿物可以行活检明确,其病理结果是诊断直肠癌的主要依据。

(4)盆腔MRI:盆腔MRI可以更清楚地反映直肠病变与周围组织的关系,能提供更肯定的分期提示。

(5)胸、腹、盆CT:评估是否存在远处转移,即使已行盆腔MRI,初始诊断的盆腔CT仍然重要,不可轻易省略。CT图像较MRI有更薄的扫描厚度,对于变异血管、微小转移淋巴结识别有重要的临床意义。

(6)实验室检查:包括血常规、肝肾功能评估、肿瘤标志物、便常规等。

目前,推荐超声内镜、直肠或盆腔MRI以及胸腹盆CT作为直肠癌术前分期的评价手段,暂不推荐PET或PET/CT作为分期检查手段。

199. 直肠癌放疗与做手术的时间怎样协调安排?

(1)手术前放疗与手术的时间间隔:放疗与手术的时间间隔需合理。对于术前放疗而言,放疗结束后盆腔处于充血、水肿状态,过早手术可能会增加手术的并发症，但若时间拖得过久，放射区域内的纤维化可能增加手术的难度。

目前，中短程放疗如无任何缩小肿瘤需求，可在放疗结束1周内行手术治疗，但一般情况下，与长程放疗相似，推荐放疗结束后4～6周复查进行疗效评估，6～8周行手术。如肿瘤分期较晚，可在新辅助放疗基础上联合新辅助化疗，一般可联合4～6周期化疗，也就是放疗结束后3～4个月执行手术治疗。

（2）术后放疗与手术的时间间隔：有术后放疗指征的患者（病理诊断为Ⅱ/Ⅲ期同时含有高危复发因素）建议在手术恢复后及早开始放疗，一般在大便成形、规律后可开始治疗（术后4～8周）；也可以接受化疗＋放疗＋化疗的形式。但是对于接受腹会阴联合切除术（永久性造瘘）的患者，早放疗（术后恢复后立即开始放疗）明显优于晚放疗（术后先接受全部化疗后再行放疗）。

200. 放疗的不良反应有哪些？

放疗直接引起的不良反应一般发生于放射范围内，放疗期间使用同步化疗会稍微加重不良反应，同时也会出现化疗药物相关的不良反应（除放射范围以外的其他反应）。无论是急性还是慢性反应，均应在患者可以接受的范围内。因此，患者初步了解下述放疗反应后，有助于及时与主管医生沟通，及早发现和治疗，最大限度地减轻或避免放疗反应，使治疗顺利进行。另外，下述反应绝大多数是一过性的、暂时的，只出现一种或几种，随着治疗结束后的时间延长，反应会逐步减轻或消失，个别患者会出现症状反复或较为严重的相关反应。

（1）放射范围内的皮肤：①急性反应。大部分患者会出现皮肤瘙痒、色素加深，较少患者可能出现滤泡样红斑、脱皮、水肿等表现。建议患者放疗初期就开始温水坐浴，保持肛周皮肤清洁，瘙痒可用3%薄荷淀粉外敷，局部可外涂氢地油，有破损者可使用生长因子促进其愈合，或遵医嘱进行处理。②晚期反应。一般没有明显的影响生活质量的反应，少部分可能出现局部皮肤萎缩、皮下组织僵硬等。

（2）消化系统：放射性肠炎、直肠炎。①急性反应。腹痛、腹泻、黏液分泌增多、血性分泌物等。若病变位置低，照射野距离肛门近，还可出现肛门坠胀不适。可在医生指导下镇痛、止泻治疗，温水坐浴改善局部血液循环促进黏膜恢复，严重者暂停放疗。②晚期反应。腹泻、大便次数增多、大便失禁、便血、大便变细、肠梗阻、肠穿孔等。慢性腹泻或大便失禁者可考虑止泻药、硬化大便、调节饮食及成人尿布等，严重出血、肠梗阻或肠穿孔者外科就诊。

（3）骨髓系统：出现骨髓抑制，包括白细胞、红细胞、血小板减少等。放疗期间仍需保证营养供给，维持体重稳定。若出现骨髓抑制，遵医嘱进行升白细胞等治疗。白细胞低者，注意预防感染。

（4）泌尿系统：排尿不适，尿急、尿痛甚至血尿（非常少见）等，治疗期间建议多饮水，症状持续者到泌尿外科咨询。

（5）生殖系统：绝经前女性盆腔放疗后可出现激素紊乱甚至提早绝经并出现相应的症状。盆腔放疗会影响患者的生育功能，有生育要求者建议放疗前详细咨询放疗科医生评估风险并到计划生育门诊咨询。如果治疗后出现性功能障碍、性交痛、阴道干燥等，症状持续者可到妇科治疗。

201. 放疗的疗程有多长？

放疗有两种公认治疗模式，我国直肠癌多采用常规分割模式，45 ～ 50Gy/1.8 ～ 2.0Gy/25f，该表达式的意义为：放疗总量为45 ～ 50Gy（Gy，中文为戈瑞，为放疗的计量单位），单次剂量为1.8 ～ 2.0Gy，放疗分25次完成，周一至周五每天放疗1次，所以，自放疗日开始至结束，需治疗5周。短程放疗模式为25Gy/5Gy/5f，可1周完成治疗。

202. 放疗的不良反应可以预防和减轻吗？

放疗的不良反应分为早反应（急性反应）和晚期并发症，与照射部位、剂量大小、照射范围以及是否联合同期化疗有密切关系。

针对放疗导致的腹泻，可以告知患者，在治疗期间注意饮食，不要贪吃生冷食物，避免增加肠道负担。

对于放射性直肠炎和放射性皮肤反应的预防，均建议治疗开始时就开始温水坐浴，不仅可以保持肛周皮肤清洁，还可以放松肛周肌肉，减轻肛门坠胀感等不适。

放疗的骨髓抑制，在放疗期间并不严重，但随着新辅助化疗的加入而加重，放疗计划中注意限制骨盆受量，进而降低骨髓抑制发生率，这一手段已经得到临床医生的重视。针对患者本身而言，则应注意保持合理膳食，保持体重稳定。

203. 放疗对患者的着装有什么要求吗？

为了减少对照射区域皮肤的摩擦和刺激，建议在放疗期间穿柔软宽松、吸湿性强的纯棉类内衣；避免穿粗糙及化纤类衣物。

204. 放疗期间怎么应对合并症？

有些患者可能会合并有其他疾病，如心脏病、高血压、甲亢、糖尿病等，这些合并的疾病多是常见病，有合并症的癌症患者不必紧张，这些疾病都有办法控制。得到良好控制的这些合并症，不影响癌症的放疗。治疗中医生会关注这些疾病的控制情况。患者不要忘了服用治疗合并症的药物，并及时向医生反映变化情况。

205. 放疗中营养支持为什么特别重要？

放疗时间长，照射的组织多，腹部肿瘤放疗时会出现腹泻等症状，同时，放疗的全身反应还有食欲下降，这些情况会使患者吃不下饭，或者营养吸收不好，会导致营养不够。营养不够的危害非常大，主要有几个原因：①由于进食减少，营养不够，身体合成红细胞、血红蛋白的原料减少，会出现贫血；贫血会引起血液运送氧气的能力下降，肿瘤会因此而缺氧，而缺氧的肿瘤细胞对放射线非常抗拒，影响疗效。②由于营养不够，机体抵抗力下降，易患感冒等，会出现发热甚至高热，需要中断放疗，影响疗效。③机体免疫力下降后，抵御肿瘤细胞侵袭的能力下降，容易出现远处转移，总体治疗效果下降。

④由于营养不良，会出现体重下降，体重下降后，肿瘤与周围健康组织的相对关系会发生改变，导致肿瘤和正常组织的放疗剂量与事先计划的剂量不一致，使肿瘤控制率下降或正常组织损伤加重。因此，接受放疗的患者在治疗过程中以及治疗后一段时间（急性反应恢复期）的营养支持非常重要，患者一定要克服困难，尽可能保持体重不下降。

206. 放疗中什么食物不能吃?

放疗过程中，对食物的种类没有特殊要求，以高蛋白、易消化和易吸收的食物为主，一般忌食辛辣食物，食物要求软，不宜吃带骨和坚硬食物，以免损伤口腔或食管黏膜，加重放疗反应等。

207. 什么是术前放疗?

有一部分肿瘤体积较大（通常称局部晚期），有些肿瘤的生长部位影响手术实施，尽管能够手术切下来，但往往会出现手术切缘离肿瘤的安全距离不够，或者是组织缺损非常大，严重影响患者的美容（外观）及重要功能（如说话、吞咽食物、看东西等）。对于这些情况，肿瘤综合治疗组会讨论，利用放疗能够使肿瘤缩小甚至根治肿瘤的作用，先行放疗缩小肿瘤，提高手术切除率。放疗能够降低肿瘤细胞活性，减少手术中肿瘤细胞种植的概率，提高生存率，提高器官功能保全的概率。

另外一种情况是虽然可直接行手术治疗，但患者由于有保留肛门功能的需要拒绝手术，可行术前放疗，争取达到降期保肛的治疗效果。

208. 放疗期间可以联合靶向药物吗？

分子靶向治疗药物治疗肿瘤具有非常强的特异性，它可以针对肿瘤细胞发生、发展过程中的特定分子靶点对肿瘤细胞起杀伤或抑制作用。但由于调控肿瘤细胞生长和肿瘤细胞特征的位点特别多，是一个网络，大部分分子靶向治疗药物单用时，其治疗肿瘤的有效率只有15%～30%。目前，大部分临床研究证明，分子靶向治疗药物与放疗和/或化疗联用能起到较好的效果。因此，放疗期间可以联合使用有效的分子靶向治疗药物。

209. 放疗期间可以联合免疫药物吗？

免疫治疗在实体瘤治疗中取得了巨大成功，成为恶性肿瘤治疗的新支柱。在微卫星高度不稳定型（MSI-H）晚期直肠癌患者中，PD-1/PD-L1单抗已显示出了良好的疗效和安全性。但具有MSI-H分子特征的直肠癌患者占比不足5%，而95%以上均为对单纯免疫治疗不敏感的微卫星稳定型（MSS）直肠癌。因此如何提高MSS型肠癌免疫治疗的疗效成为研究热点。基础研究显示，放疗具有重塑肿瘤免疫微环境、促进抗肿瘤免疫应答的作用，包括释放肿瘤抗原、促进肿瘤浸润T细胞的聚集、诱导肿瘤组织PD-L1表达上调、增强T细胞源性抗肿瘤细胞因子的分泌等；临床上发现放疗联合免疫治疗可引起"远隔效应"。同时，免疫治疗有利于解除T细胞抑制，增强放疗对局部肿瘤的杀灭作用。在理论上，放疗和免疫治疗具有"相互增敏"的作用。

因此，放疗可能增加MSS型肠癌对免疫治疗的敏感性，放疗联合免疫治疗有望取得更好的肿瘤退缩和长期疗效。目前，有多项放疗联合免疫治疗的Ⅱ期临床研究正在进行中，初步结果显示近期疗效有所提高，且安全性良好。

210. 若放疗前置入营养管影响放疗疗效吗？

通常情况下，置入的营养管对放疗疗效没有影响，而且，由于置入了营养管，营养供应得到了保证，患者身体情况会改善，抵抗力会增强，有提高疗效的作用。

211. 放疗期间不想吃饭怎么办？

放疗的全身反应会出现食欲下降，也就是说不想吃饭，严重时见到饭菜就想吐（这种情况少见）。还有些患者放疗过程中需要接受化疗，这会加重全身反应，食欲下降的也不少见。这种情况下，第一，要从思想上战胜自己，树立克服困难的信心；第二，医生会给予一些改善食欲、减轻放疗/化疗副作用的药物；第三，经常变化食物的种类和口味，从感官上增加食欲。

212. 放疗期间白细胞减少怎么办？需要停止放疗吗？

放疗期间白细胞下降的情况比较常见，但多数患者白细胞下降的程度都比较轻微，而且下降过程也比较缓慢，对治疗的影响较小。还有些患者在放疗前或者放疗期间同时接受化疗，这种情况对血常规影响作用较大，有时会出现Ⅲ～Ⅳ度骨髓抑制，白细胞可能会减少到一个比较低的水平。这种情况下，医生会给予药物治疗，患者也要加强营养供给，尽快恢复白细胞/血小板的水平，纠正贫血等。

如果血液学毒性达到Ⅳ级，应该停止放疗，尽快恢复，同时避免感染。

三、治疗篇

213. 放疗期间需要使用治疗辐射损伤的药物吗？

目前，治疗辐射损伤的药物较少，有些药物具有减轻放疗损伤的作用，可以考虑适当使用。如果放疗反应比较重，可以考虑放疗结束后继续使用一段时间的放疗辐射损伤保护药物。患者皮肤、皮下组织出现纤维化者，可考虑使用γ-干扰素较长一段时间。

但由于不同疾病照射部位不一样，损伤的类型和机制也有差别，需要具体疾病具体分析，需要咨询医生。

214. 放疗期间患者能洗澡吗？

可以洗澡，使用比较温和的沐浴液，并注意保护好医生在患者皮肤上画的标记。标记线随着时间的推移会变淡，尤其在夏天，更容易变得不清楚。在洗澡前，先看看标记线是否清楚，如果不清楚了，先找医生重新画一下再洗澡。洗澡时动作要轻柔，不要抠和搓擦放疗区域的皮肤，水温不宜过高。

215. 放疗期间患者可以做运动吗？

可以做适当的运动，原则是运动后不感到疲劳为宜。

216. 放疗后皮肤和黏膜反应还需要持续多久？

照射部位涉及皮肤和黏膜的放疗、胃肠道肿瘤等的放疗，放疗期间及放疗后患者通常会出现皮肤反应和胃肠道黏膜反应，在治疗结束时可能是比较严重的时候，放疗结束后还会持续多长时间呢？

有两个非常重要的因素会影响这个时间：①黏膜溃疡的范围和深度。放疗结束时如果黏膜溃疡范围较大，疼痛比较明显，达到Ⅲ度黏膜反应，持续的时间会在2周以上。②是否合并同期化疗。同期化疗的第三疗程通常在治疗的最后3天才完成，治疗结束时它对黏膜的损伤还尚未完全体现出来。另外，放疗同期合并化疗的患者黏膜反应程度比单纯放疗重。所以，同期放化疗患者在治疗结束时可能最严重的黏膜反应还未表现出来，在治疗结束后2周仍然是比较严重的时候，一般需要1个月甚至更长的时间才能好转。在这段时间里，需要按照治疗期间那样注意黏膜和皮肤的护理。

217. 放疗后什么时候复查？复查时需要查哪些项目？

肿瘤患者接受放疗后对复查有些具体的要求，一般放疗后1个月复查，观察肿瘤消退情况和正常组织恢复情况，以后2年内每3个月复查1次，2年以后每半年复查1次，5年以后每1年复查1次。有症状复发或异常情况出现时，应及时到医院进行复查。

复查的项目与治疗时的检查项目基本一致，有特殊提示时，会给予一些特殊检查。

直肠癌如果未行手术切除，盆腔MRI的检查必不可少，若已完成手术切除，常规盆腔CT复查即可。特别要提醒大家的是，对于放疗效果好，取得临床完全退缩拒绝手术的患者，一定要在治疗结束2年内保持每3个月复查1次，且每次复查必须行盆腔MRI、结肠镜和直肠指诊检查。

218. 放疗后肿瘤复发了应该注意什么问题？

放疗后肿瘤复发了，需要搞清楚几个问题：原来是什么疾病，复发的情况是怎么样的，局部病变晚不晚，有没有合并部位转移，此次复发距放疗的时间是多长，有没有合并症，放疗后的后遗症明显不明显等，然后根据具体情况决定下一步怎么办。对不同的肿瘤复发患者进一步的治疗是有差别的，不能一概而论，应与医生探讨进一步治疗方案。

219. 肿瘤患者在放疗后的日常生活中需要注意什么？

肿瘤患者接受放疗后的日常生活中应注意：①保持良好的心态和积极的生活态度，相信自己能够康复和彻底战胜肿瘤。②保持良好的生活习惯，正常作息，不过度疲劳。③坚持适当锻炼，强度以不感到累为原则。④定期到医院进行复查。

220. 放疗期间的患者能和亲人接触吗？

肿瘤不是传染病，不会传染给周边的人。体外照射的放射线以及后装放疗的放射线不在患者体内存留，也不会发生辐射污染。接受放疗的患者可以和亲人接触，而且，和亲人在一起，会让患者感受到亲情，充满温暖，增加战胜疾病的信心。

221. 放疗与核辐射有关系吗？

生活中我们会经常听到核辐射这个词，比较熟悉的有第二次世界大战期间在日本广岛和长崎爆炸的原子弹造成的核辐射，2011年发生在日本福岛核电站泄漏产生的核辐射，以及苏联切尔诺贝利核电站爆炸事件导致的核辐射。这些核辐射事件导致了很多人死亡，存活者中许多人后来患了肿瘤，并造成了严重的环境污染。这些事件都令人心生恐怖，以至于有些人谈"核"色变。

放疗的射线和核辐射完全是两码事。首先，它的辐射源与核电站或原子弹的不一样。其次，医疗上的放射线和放射源都是可控的，它的储存、应用都有严格的管理制度保证安全，不会对患者、操作人员以及公众产生类似核辐射的危险。此外，目前大多数肿瘤治疗中心应用的放疗外照射机器都是直线加速器，只有在接通电源的情况下才产生射线，而且这些射线受到非常严格的控制，操作人员、公众都是非常安全的。当然，在需要接触这些射线时，操作人员会告诉患者防护方面的知识。所以，不必对放疗感到紧张和害怕。

222. 什么是放疗增敏剂?

决定肿瘤放疗疗效的因素非常多,其中,很重要的一点是肿瘤对放疗的固有敏感性,也就是说肿瘤本身对放射线敏感还是抗拒。尽管肿瘤放射敏感性与肿瘤可治愈性不是完全相等的一回事,但通常来讲,放射敏感性差的肿瘤局部控制率差。局部控制不好,肿瘤转移的机会也增加,总体疗效会下降。

放疗科医生和放射生物学家一直在努力研究解决如何预测和增加肿瘤的放射敏感性。目前临床上常用的放疗增敏剂有甘氨双唑钠。放疗增敏剂联合放疗能够增加肿瘤放射敏感性,提高肿瘤局部控制率。临床上还有应用化疗药物来增加肿瘤放射敏感性,但化疗药物不是真正意义上的放疗增敏剂。

223. 什么是热疗? 什么情况下需要做热疗?

简单地说,热疗就是通过各种加热技术和方法,使肿瘤组织温度升高到一定程度,达到杀死肿瘤细胞的目的。目前局部热疗的主要方法是微波热疗法。

热疗有局部热疗、区域热疗以及全身热疗。热疗主要的作用是利用热能使肿瘤细胞的蛋白质变性,肿瘤细胞丧失功能而死亡。同时,研究还表明,肿瘤内乏氧细胞对热疗比较敏感,而对放疗比较抗拒,放疗联合热疗可以提高乏氧细胞的杀死率。热疗通常需要和其他治疗如放疗和/或化疗联合应用,才能较好地提高疗效。腹部肿瘤尤其是有腹膜转移、种植的患者,可以采用腹腔热灌注加化疗的方法;对于深部软组织肿瘤，可以采用深部热疗仪配合放化疗进行。

224. 皮肤破了还能做热疗吗？

热疗的实现需要通过热疗的加热装置与皮肤接触，才能传导热量到肿瘤组织。皮肤破损后，局部皮肤对温度敏感性会变差，感受不好加热温度的高低，容易造成局部皮肤和软组织出现损伤。因此，皮肤破了一般不宜做热疗。

225. 热疗和放疗怎么配合？

单纯用热疗治疗肿瘤的疗效比较差，热疗需要和放疗或者化疗联合应用，以期获得最好的疗效。热疗在放疗前后做都可以，一般热疗和放疗间隔要求小于1小时。由于肿瘤细胞对加热有耐受能力，在接受一次热疗后的一段时间内，再次做热疗则无效或者疗效明显下降。为了去除肿瘤细胞热耐受对治疗疗效的影响，两次热疗间的间隔时间需要在48小时以上。因此，热疗一般每周2次，周一和周四，或者周二和周五，与放疗或化疗配合使用。

226. 化疗不敏感，放疗能做吗？

化疗和放疗对肿瘤的杀伤原理不同，对于化疗不敏感的患者，可以选择放疗。

227. 什么是等待观察策略?

等待观察策略是直肠癌新辅助放化疗/放疗达到临床完全缓解后的一种治疗选择。仅涉及早期低位和局部晚期直肠癌在严密的监测随访下,采取观察等待策略的患者有可能免除直肠手术并规避手术相关风险。尽管达到完全缓解的患者实施等待观察策略期间有15%～35%会出现肿瘤局部再生长,但行局部切除或根治补救手术后仍预后良好。

(四)内 科 治 疗

228. 什么是化疗?

化疗是化学药物治疗的简称,通过使用化学治疗药物杀灭癌细胞达到治疗目的。化疗是治疗癌症最有效的手段之一,和手术、放疗一起并称癌症的三大治疗手段。手术和放疗属于局部治疗,只对治疗部位的肿瘤有效,对于潜在的转移病灶(癌细胞实际已经发生转移,但因为技术手段的限制在临床上还不能发现和检测到)和已经发生临床转移的癌症就难以发挥有效治疗。而化疗是一种全身治疗的手段,无论采用哪种途径给药(口服、静脉和体腔给药等),化疗药物都会随着血液循环遍布全身的绝大部分器官和组织。因此,对一些有全身播散倾向的肿瘤及已经转移的中晚期肿瘤,化疗都是主要治疗手段。

化疗药物主要基于肿瘤细胞较正常细胞增殖更快的特点，通过直接破坏肿瘤细胞的结构或阻断细胞增殖过程中所需的物质来达到杀伤肿瘤细胞的目的。因此，化疗对正常细胞和机体免疫功能等都有一定程度的损伤，可导致机体出现不良反应。

229. 什么是术后辅助化疗？

有些肿瘤患者即使接受了根治性切除手术，甚至是扩大切除手术，术后仍有可能会出现肿瘤复发或转移。目前研究认为，这部分患者在原发肿瘤未治疗前就已有肿瘤细胞播散于全身，其中大多数肿瘤细胞被机体免疫系统所消灭，但仍有少数肿瘤细胞残留于体内，在一定条件下会重新生长，成为复发根源。因此，在手术或放疗消除局部病灶后，若配合全身化疗，就有可能消灭体内残存的肿瘤细胞。这种在根治性手术后进行的化疗叫辅助化疗。目的是杀灭看不见的微转移病灶，减少复发或转移，提高治愈率，延长生存期。是否需要进行辅助化疗主要根据原发肿瘤的大小和淋巴结是否有转移，以及是否存在复发或转移的高危因素（如肿瘤分化差、有脉管瘤栓等）来决定。不同类型肿瘤的标准不尽相同，部分患者辅助化疗后还可能需要放疗。

230. 术后多长时间开始进行化疗比较合适？

结直肠癌患者在手术后一般要求是1个月之内开始化疗，通常是在术后3 ~ 4周开始化疗，但也要参考患者术后的恢复情况。大多数结直肠癌患者手术后恢复是非常顺利的，术后7 ~ 10天就可以出院，2周左右基本就能正常饮食、腹痛消失、排气和排便正常，手术后3

周左右就可以开始化疗。如果恢复的稍慢，建议在4周左右开始化疗，因为越早化疗，对患者的恢复越有利，能够有效地杀灭体内有可能残存的癌细胞。当然如果恢复比较慢或者出现某些并发症，如腹腔感染或者发生肠瘘，要推迟化疗的时间。

231. 都说化疗很伤身体，医生建议患者术后行化疗，可不可以不做化疗？

必要的术后辅助化疗能够减少复发或转移，延长生存期。虽然有毒性反应，但总体是利大于弊。对于大多数肿瘤而言，目前还没有能够替代辅助化疗的方法。如果医生建议进行术后辅助化疗，患者可以在充分了解辅助化疗可能带来的疗效和不良反应后，决定是否采纳。

232. 为什么有的人化疗效果很好，而有的人化疗效果不好？

化疗的效果主要与肿瘤对药物的敏感性有关。是否有效主要取决于肿瘤的特点以及个体间的差异。比如同样是肺癌，小细胞肺癌化疗的效果很好，大多数患者化疗后肿瘤会明显缩小甚至消失。相比之下，非小细胞肺癌化疗的效果就没那么好。即便同样是肺腺癌，用了同一种药，有的人特别有效，有的人却一点不管用。这就是由于患者个体间的差异造成的结果。

233. 化疗过程中会出现哪些不良反应？

化疗过程中常见不良反应包括胃肠道反应（恶心、呕吐）、血液毒性（白细胞和/或血小板减少、贫血）、肝肾毒性（肝肾功能异常）、神经毒性（手足麻木、耳鸣）、皮肤毒性（脱发、脱皮、皮疹、脓疱）、心脏毒性（心悸、心律失常、心绞痛）、乏力等。

234. 如何减轻化疗的不良反应？

目前，已经有很多方法来预防或减轻化疗的近期不良反应，如化疗前预防性用止吐药能减轻恶心、呕吐，白细胞或血小板减少的患者可以应用升白细胞药物或升血小板药物。关节酸痛患者可用布洛芬（芬必得）之类的镇痛药加以缓解。但对神经毒性、脱发，目前还没有好的预防办法。此外，治疗后导致的第二原发癌等也无法预防。患者应尽可能保持战胜疾病的决心和克服困难的信心，因为心情越差越容易陷入反应越大的恶性循环。

235. 如果化疗效果不好，患者该怎么办？

如果化疗效果不好，最好跟主治医生沟通，分析治疗无效的可能原因。对于癌症患者来说，即使采用目前最有效的方案，仍会有一部分患者无效。由于影响化疗疗效的因素很多，对某一个特定患者而言，目前没有特别有效的方法提前预知哪些化疗方案是有效的，哪些是没有效的，只能在化疗以后才知道疗效如何。当然，化疗也不是完全盲目的，有经验的医生会根据患者肿瘤的各种特点，选择一个最适合该患者的化疗方案。万一该方案无效，也会分析治疗失败的原因，提出下一步合适的治疗方法。

236. 什么是一线化疗？什么是二线化疗？

针对晚期转移的结直肠癌患者，医生选择的第一种化疗方案叫一线化疗。这个化疗方案往往是经过长时间的临床研究显示对大多数患者来说疗效最好且可以重复，毒副反应相对能接受，价格也能够接受的性价比最高的化疗方案。但没有一个药物或治疗方法是永远有效的，几个周期一线化疗后如果不管用了就不能再用这个治疗方案了，再换的另一种化疗方案叫二线化疗。多数情况下，一线化疗的效果要好于二线化疗，因此，一般情况下，是在确认一线化疗疗效不佳后再更换二线化疗。

237. 如果多种化疗方案均无效怎么办？

如果多种化疗方案均无效，可以尝试参加新药的临床试验。参加临床试验虽然确切的结果还不知道，但这毕竟是一种机会。如果没有什么更有效的治疗方法，也可以考虑中医治疗等。最后还可以根据患者的状态给予最佳支持治疗，针对不舒服的地方可以做局部治疗，比如骨放疗、脑放疗、胸部放疗等缓解症状。

238. 化疗患者为什么会掉头发？如果头发掉了怎么办？

化疗药物进入体内后会抑制组织的生长，体内生长最为旺盛的组织最容易被抑制，这些旺盛的组织包括骨髓、胃肠道黏膜等，发根也是一个生长极为旺盛的部位，因此也容易被化疗药物所抑制。化疗后一旦发根被抑制就会掉头发，有的人掉得更加明显，甚至眉毛、胡须及其他体毛都会出现掉落的情况。但是当化疗结束后这些抑制毛发生长的因素就逐渐消失了，毛发的发根又会逐渐恢复生长，个别患者重新长出的头发是卷发，但时间久了还是会变成直发。在医院里化疗后出现脱发的现象十分常见，别人不会用惊异的目光看待患者。但患者过多的自我暗示，或在其他场合有个别人对患者不了解，可能会对患者造成一些困扰。如果要解决这种现象，可以到商店去购买假发。戴假发不光是患者的专利，也是很多人的爱好，患者可以随心挑选中意的假发，体会平时不曾尝试的事物。通常在化疗结束后 1 ～ 2 个月会有新的头发长出，新长出的头发有可能比之前的发质更好。

239. 化疗期间饮食应注意些什么？有忌口吗？

化疗中应注意饮食问题，尤其是我们中国人，对此非常重视。但是现实中人们对这个问题的认识存在许多误区。受传统思维的影响，人们有很多奇怪的认识，例如忌口的问题：治疗中不能吃无鳞鱼、不能吃蛋白质、不能吃羊肉等；还有的患者认为应该使劲补，天天补品不离口。出现这些现象和我们的传统思维方式有关。食物对疾病产生影响的确实存在，如食用海产品对甲状腺功能亢进、食用过多的含淀粉或糖的食物对糖尿病、饮酒及海鲜等对痛风等均会出现影响，但是一般的鱼、肉类食物对肿瘤并没有影响，一些不实的传言并没有证据支持。设想一个肿瘤患者本来身体就受到疾病的困扰，常出现营养不良，如果再不及时补充营养则会对患者的病情造成消极影响。化疗期间患者常有胃肠道反应，如恶心、呕吐、食欲减退等，这时饮食应该清淡，但应富于营养，并且应食用一些含纤维素多的食物，以帮助患者解决便秘问题。化疗过后休息阶段可以再适当地增加营养。有人认为应多食补品。补品是什么？其实只是个概念而已。有些补品含有激素，对患者不见得有益。只要患者有食欲，其实正常饮食就是最好的补品，花同样的钱可以获得更多的回报。

240. 为什么大多数化疗方案需要联合几种化疗药进行？

化疗药物按照机制分成很多种，治疗中常选用几种药物联合使用，当然偶尔也有单独使用的时候。肿瘤细胞在其生长过程中细胞要分裂、增殖，在细胞分裂、增殖过程中会出现很多生物学过程，我们把它分成几个期别。不同药物在各期的针对性、所起的作用不同，所以如果能够联合使用多种化疗药物，可以产生比单个药物更高的疗效，同时可以分散各个药物不同的不良反应，不至于在某个方面的不良反应太严重。也有研究者发现，联合使用多种化疗药物可以减少癌细胞突变导致的化疗药物耐药性的发生，提高治疗疗效的持久性。联合使用多种化疗药物可以覆盖更广泛的癌细胞亚群，提高治疗的全面性。肿瘤分期越晚，单药化疗和多药化疗的差异越大，患者从多药化疗中获益会更多，所以可能会需要联合几种化疗药一起使用。

241. 化疗后呕吐怎么办？

呕吐是肿瘤患者使用化疗药物常见的不良反应，随着化疗药导致患者呕吐的机制被阐明，目前已经开发了很多有效的止吐药物，明显减轻了患者的呕吐相关症状，已经很少有因为呕吐反应严重而不能坚持化疗的患者了。结直肠癌治疗中常用的化疗药物所引起的恶心、呕吐副作用通常较轻，或者是中度水平，不用过于担心。医生在使用化疗药物之前，都会给予患者预防性的止吐治疗，可以预防绝大多数恶心、呕吐反应的发生。如果化疗后出现影响进食的恶心、呕吐反应，医生会使用止吐、抑制胃酸或保护胃黏膜的药物。绝大多数情况下，经过治疗后相关症状会在2～3天完全消失。止吐药物大多是经静脉使用，也有口服用药，可以结合使用，如果止吐效果不理想还可以结合糖皮质激素（如地塞米松）治疗。但是这些止吐药物也有不良反应，如便秘、腹胀等。化疗期间保持轻松的心态，避免进食辛辣刺激以及油腻食物，选择食用清淡、容易消化的食物，保证水分的摄入可有效减少呕吐的发生。对于极少数出现严重呕吐的患者，还有更强效的止吐药物作为备选。医生还会积极地补液预防脱水，并抽血化验了解电解质情况，及时纠正电解质紊乱。

242. 化疗后恶心，但又吐不出来怎么办？

化疗后恶心是非常常见的不良反应，一般都伴随呕吐。目前都是用止吐药物治疗，该药物使用后呕吐减少了，但患者又会出现化疗后恶心，但吐不出来的现象。治疗前预防性服用止吐药物（如阿瑞匹坦），治疗中可以采用加强止吐效果的手段，如加上糖皮质激素治疗（如地塞米松）等办法，以最大限度地减轻不良反应。但应该注意的是止吐药物也有不良反应，加强止吐时患者便秘、腹胀等症状也会更严重，要综合考虑这些因素，追求治疗的总体效果。

243. 化疗后大便干燥怎么办？

一些患者化疗后会出现大便干燥，主要原因可能是使用了止吐药物。止吐药可以抑制化疗后的恶心和呕吐，但是其自身还有副作用，就是便秘和腹胀等。药物性的便秘只要不严重，待化疗停止后就会逐渐恢复。如果便秘非常严重，就应该在医生指导下使用一些通便药，或使用开塞露等外用药解决问题。但还应该注意化疗期间饮食中应多进食富含纤维素的食物，以保持正常的胃肠道环境。

244. 化疗后为什么容易引起便秘？

（1）药物因素：化疗时会使用预防呕吐的药物，如昂丹司琼、阿扎司琼、盐酸帕洛诺司琼等，这些药物会抑制肠道的蠕动；还有的患者因为疼痛，会使用镇痛药物，如曲马多、盐酸羟考酮、硫酸吗啡、芬太尼透皮贴等，都可能引起便秘。

（2）饮食因素：患者化疗后通常会有食欲减低、恶心、呕吐，进食量少，饮水减少，仅有的水分在肠道被吸收，引起粪便变硬，排便减少，导致便秘。

（3）运动和心理因素：化疗患者因为长时间卧床输液、活动量大大减少，同时还伴有精神压抑、焦虑，这些都可能加重便秘。

245. 化疗后出现便秘该如何处理？

首先，需要从饮食上着手，选择清淡、容易消化的食物，食品种类尽量丰富，同时增加食物中的膳食纤维及饮水量，如蜂蜜、核桃、黑芝麻、红薯、山药、香蕉、萝卜以及绿色蔬菜。

其次，根据身体情况选择适当的运动，如散步、做操、打太极拳等；另外，顺时针腹部环形按摩可以促进肠道蠕动，有助于减轻便秘。尽量养成每天按时排便的习惯，即使没有便意也定时去厕所尝试排便。

如果在饮食运动的基础上仍然持续出现便秘，需要使用通便药。常用药物包括乳果糖、开塞露、芦荟、番泻叶、蓖麻油等。用药的目的是保持每1～2天有一次大便即可，避免长期以及过量使用带来相应的毒副反应。

246. 化疗后手指和脚趾麻木怎么办？

化疗后有的患者会出现手指和脚趾麻木，这种现象多见于接受具有神经毒性的药物治疗后。具有神经毒性的药物有长春新碱、长春花碱、紫杉醇、多西他赛、奥沙利铂等。神经毒性的发生一方面与患者自身因素相关，如患者的年龄、是否合并糖尿病、有无烟酒嗜好以及全身状况；另一方面与药物的总剂量、每次化疗的间隔时间以及给药途径有关。出现神经毒性后首先应告知您的医生，医生会对您进行评估，然后按照严重程度调整或修订治疗方案。轻度的手指和脚趾麻木是可以承受的，但是当不良反应超过一定限度，医生会经评估后决定减量或停止使用产生神经毒性的药物。如果发生了手指和脚趾麻木，也可以用一些营养神经的药物，如维生素B_1、维生素B_{12}等，但疗效常常不能令人满意，因为神经的恢复时间较长，还是要尽量预防才能避免出现严重的神经毒性。结直肠癌患者接受奥沙利铂治疗后，为降低神经毒性发生的风险或减轻神经毒性的程度，应该注意以下事项：不喝冷水、不用冷水洗手、不接触冷的物体、避免吹冷风、不佩戴金属的首饰和手表、避免皮肤接触金属，秋冬天应尽量戴帽子、围巾、手套保暖。

247. 化疗后出现口腔黏膜炎和溃疡，有什么办法可以减轻疼痛？

化疗后患者出现口腔黏膜炎和溃疡是化疗药物的不良反应，氨甲蝶呤等药物导致的最明显。当出现口腔黏膜炎和溃疡应该告知医生，在检查后可以做相应的处理。有口腔溃疡的患者须保持口腔卫生，饭后口腔中不要残留食物残渣，多漱口。

化疗后出现口腔黏膜炎症，可采用如下医学处理方法。

（1）改用康复新液或者复方氯己定含漱液进行漱口，反复多次，起到促进溃疡愈合的作用。

（2）溃疡表面涂口感清爽舒适的药物，如碘甘油，或者用喷雾剂喷在口腔溃疡上面，如西瓜霜喷剂。

（3）对于轻微的口腔疼痛，可以含碎冰块或冰敷来缓解。

（4）溃疡疼痛明显时，可使用一些镇痛的药物，如利多卡因凝胶适当涂抹于溃疡面。

（5）饮食上宜清淡，建议高蛋白、高维生素饮食。严重的口腔黏膜炎可以选择流质、松软、营养丰富的食物，戒辛辣煎炒以及烟酒，同时避免过热、过酸或过甜的食物。口干时可以咀嚼苹果、胡萝卜、西芹等食物或不含糖分的糖果来刺激口水形成。早晚餐喝绿豆粥。

248. 化疗多长时间可以看出疗效？

不同肿瘤对化疗的敏感性不一样，有的肿瘤可能很快就会看到疗效，如小细胞肺癌、淋巴瘤等。但就大多数肿瘤来讲，需要在化疗2～3个周期后再评价，过早评估疗效很可能会误判治疗的疗效，因为还没有看见肿瘤大小出现明显变化。但是也不能等的时间太长，那样如果无效的话也会耽误治疗。一般化疗2～3个周期后，医生会建议患者复查肿瘤标志物及影像学检查，进行前后对比评估疗效。

249. 晚期肿瘤患者需要做化疗吗？如需要，通常要做几个周期？

一般来讲晚期肿瘤患者是指出现远处转移的患者，晚期肿瘤不等于没有办法治疗。晚期肿瘤治疗的主要目的是延长患者的生存期、提高患者的生活质量。不同的晚期肿瘤患者化疗周期数不同，化疗周期数应根据肿瘤类型、治疗目标（治愈、控制或减轻症状）、化疗类型、患者一般状态、对化疗的反应情况等综合决定。患者应结合自身情况，与医生进行探讨，做好心理准备，配合进行治疗，争取达到最佳治疗效果。

250. 输注不同化疗药物时，患者应注意什么？

各种化疗药物的毒性和刺激性不同，使用化疗药物前、中、后患者应该注意的问题很多。

化疗前应该尽早休息，不熬夜，保持充足睡眠及放松的心态；听从医生的安排，口服一些防止出现严重不良反应的药物，如抗过敏药、止吐药。

化疗期间，输注化疗药物时尽量卧床休息，减少不必要的活动，起床喝水或上卫生间需要家属陪同，观察敷贴是否固定稳妥，卷边、潮湿时应及时更换，防止输液导管滑脱引起化疗药物渗漏；学会观察自己的口腔黏膜有无溃疡或破损，并注意保持口腔清洁，勤用专用漱口液；勤排尿，排尿后注意观察尿液有无色泽异常，如有血尿时立即告知医生。

化疗后定期复查血常规和肝肾功能，注意保暖，不要着凉，同时应该进食一些富含营养，又易于消化且富含纤维素的食物。密切监测毒副反应的发生。如发生相关毒副反应，应及时寻求医生意见或就近就诊予以对症处理。

251. 化疗周期是指1周吗？

化疗周期是指每次用药及其随后的停药休息期到下一次化疗开始用药时的间隔时间。化疗方案不同，化疗周期长短不一。目前的化疗周期多数设定为21天，即3周为1个周期（当然也有1周、2周或者4周方案）。化疗周期的长短一般是根据化疗药物的药物代谢动力学特点和肿瘤细胞的增殖周期来决定。根据化疗药物毒副作用及人体恢复周期，从给化疗药的第1天算起，至第21天或28天，即3～4周称之为1个周期。在1个周期中，不是每天都用化疗药，通常是第1～2周用药，第3～4周休息。

252. 化疗是天天做吗？

不是，化疗的1个周期包括了用药的时间和休息时间。在1个周期中不是每天都用化疗药，大部分化疗药物在每21天中只有前1～5天使用化疗药物，其余时间休息。某些靶向药物使用的时间会相对较长，如重组人血管内皮抑制素就需要连续使用14天，每天用药4个小时。药物使用的频率是根据其毒副作用、代谢时间及人体恢复周期而决定的。总的来说，不论什么样的治疗方案，每个周期患者都会有一定的休息时间。

253. 什么是化疗方案？

当肿瘤专科医生给肿瘤患者实施化疗时，会针对不同的肿瘤类型、患者当时的身体状况和既往的治疗情况来选择合适的化疗方案进行治疗，化疗方案通常是一种或几种化疗药物的联合应用。为什么将几种药物联合应用呢？因为化疗的主要目的是最大限度地杀伤肿瘤细胞，同时还要减少化疗药物对人体正常细胞的毒副作用，因此医生会考虑药物对肿瘤细胞的杀伤力、药物的毒性、对肿瘤细胞增殖周期的影响，以及患者的耐受情况，从既往成熟的化疗方案中选出最优的方案进行治疗。

254. 如何正确对待化疗，消除恐惧？

由于化疗有恶心、呕吐、腹泻、脱发、肝功能损害以及白细胞减少等不良反应，不少患者认为化疗会削弱已经患有重病或刚经历大手术创伤的身体，是得不偿失，因而拒绝做化疗。其实，在目前对癌症的有效治疗手段中，手术及放疗均是局部治疗手段，唯有化疗才是全身性治疗，当然中医药也是全身治疗，但就其对肿瘤细胞的杀伤作用而言远不如化疗。肿瘤患者应该避免盲目地做化疗，应该找有资质的肿瘤内科医生制订化疗方案。而对于由化疗而引起的呕吐、脱发、白细胞减少等副作用，目前有很好的止吐药、升白细胞药、保护肝肾功能的预防措施等予以处理，化疗不良反应可以较好的控制。有些患者在化疗前给予止吐药后甚至不会出现呕吐的反应，对于脱发的患者化疗后头发还可以再生，所以完全不必惧怕化疗。

255. 是不是化疗的副作用越大疗效越好？

只要是做化疗，其副作用几乎不可避免。不能根据化疗不良反应的程度来判断化疗效果，并不是化疗反应越大效果越好、没有化疗不良反应就没有效果。化疗成功与否，在很大程度上取决于如何解决好疗效与副作用之间的关系。不同的个体对药物的吸收、分布、代谢、排泄可能有差异，要密切观察与监测每个人的疗效和不良反应。这不意味着为了追求疗效就可以无止境地增加药物剂量，在剂量增加的同时，毒副作用也在增加。化疗原则应遵循获取最大的治疗效果，尽可能把不良反应降至较低水平，帮助改善患者的生活质量。

256. 怎么才能知道化疗药物是否有效？

每位患者在化疗前都会做一些检查，这些检查起着很大作用。从第一次开始使用化疗方案起，大部分方案进行一段时间后会再次做一些辅助检查，如CT、MRI、血清肿瘤标志物等，医生会结合患者相应症状的减轻程度、影像结果及肿瘤标志物水平变化，综合评估化疗药物是否有效。

257. 做化疗期间还可以上班吗？

随着医学科学的不断发展，人们对于肿瘤已渐渐脱离了"谈癌色变"的窘境。如果化疗反应不大，一般情况允许，患者在化疗间歇期是可以工作的。但也要看患者的工作性质，如果是强体力劳动，最好还是避免，因为化疗间歇期难免还是会出现骨髓抑制，这时免疫力是相对低下的，适当的休息与睡眠有利于免疫力的恢复，也可以降低感染风险。如果是在办公室工作，不会过度劳累，对患者影响不大，患者应自己酌情协调好。

258. 化疗中出现白细胞减少怎么办？

化疗过程中白细胞减少会导致被迫减量或停止化疗，容易造成严重感染，如果白细胞低于1.0×10^9/L持续5天以上时，发生严重细菌感染的机会明显增加。此时可以根据白细胞降低的程度选择一些合适的药物，如果白细胞计数轻度降低，可以口服升白细胞药物，当白细胞下降程度较重时应该使用粒细胞集落刺激因子。化疗给药结束，患者回家休息的过程中出现白细胞减少时一定要注意自我保护，一旦发现白细胞计数开始降低，及时与主管医生联系，密切监测白细胞情况，并注意保暖及休息，避免着凉，避免过多接触人群，降低感染的风险。

259. 化疗中出现血小板减少怎么办？

血小板减少会引起出血时间延长，血小板计数的正常值为（100 ～ 300）×10^9/L。理论上当血小板＜50×10^9/L时，会有出血危险，轻度的损伤可引起皮肤、黏膜的瘀点；当血小板＜20×10^9/L时，出血的危险性增大，常可以有自发性出血，需要预防性输入血小板；血小板＜10×10^9/L时容易发生危及生命的中枢神经系统出血、胃肠道大出血和呼吸道出血。化疗中出现血小板减少引起的严重出血并发症并不多见。有出血倾向时，应输注血小板以及止血药物；没有出血倾向者，若血小板＞20×10^9/L，应该卧床休息，避免磕碰，使用一些血小板生长因子等药物，观察病情。

260. 化疗中出现贫血怎么办？

血液中的红细胞为全身各组织器官提供氧气，当红细胞太少而不能向组织提供足够的氧气时，心脏工作就会更加努力，让人感到心脏搏动很快。贫血会使人感到气短、虚弱、眩晕、眼花和明显的乏力等。根据患者贫血程度的不同，医生会给予重组人促红细胞生成素、口服铁剂、维生素，甚至是输注红细胞悬液以加快贫血的纠正。在药物治疗的同时也需要患者充分休息、减少活动、摄入足够的热量和蛋白质（热量可以维持体重，补充蛋白质可帮助修复治疗对机体的损伤）、缓慢坐下与起立。

261. 患者化疗后如何评价化疗的疗效？

在化疗药物治疗过程中，正确评价药物的有效性十分关键。化疗前后都会反复做血液学检查和CT、MRI等评价化疗疗效，医生总会用肿瘤完全缓解（CR）、肿瘤部分缓解（PR）、肿瘤稳定（SD）、肿瘤进展（PD）这类的医学术语来总结这段时间的治疗效果。实际上对于大多数药物治疗不敏感的肿瘤或晚期肿瘤患者，如果一味强调理论上的CR、PR，这是不切实际的。医生治疗肿瘤时不但会看肿瘤大小的变化，更要考虑到患者的生活质量、生存期的长短。很多晚期肿瘤患者通过综合治疗可以长期"带瘤生存"，这样的治疗疗效和实际意义不亚于CR、PR的结果。

262. 已经做了结肠癌根治性切除手术，还需要做化疗吗？

如果做了结肠癌根治性手术，术后的化疗称为辅助化疗，目的是消灭血液中的微小转移病灶（目前的影像技术手段还不能检测到这些微小转移灶），减少肿瘤局部复发或向其他组织或器官发生转移的机会。但并不是每个患者都需要行术后的辅助化疗。主要看手术后的病理分期以及是否存在不良预后因素。分期为Ⅰ期的患者，术后复发风险低，化疗不能进一步降低复发、转移的风险，不用化疗；分期为Ⅲ期的患者，化疗能够明显降低发生复发、转移的风险，延长生存期，因此需要化疗；分期为Ⅱ期的患者就要看是否有不良预后因素，常见的不良预后因素包括：手术前存在肠穿孔或肠梗阻、术后的病理学检查发现肿瘤侵犯或侵透浆膜层、病理学检查的淋巴结数目少于12个、有脉管瘤栓、有神经侵犯等。有不良预后因素的Ⅱ期患者需要接受术后辅助化疗。

263. 结直肠癌化疗用什么药物呢？

对结直肠癌有效的化疗药物包括奥沙利铂、伊立替康、氟尿嘧啶类等。氟尿嘧啶类药物包括静脉输注的氟尿嘧啶以及口服类药物卡培他滨、替吉奥等。根治术后辅助化疗的标准方案为奥沙利铂联合氟尿嘧啶类药物；没有高危复发转移因素的Ⅱ期患者，以及身体状况差、不能耐受该两药联合方案的患者，可以单独应用氟尿嘧啶类药物。辅助化疗采用伊立替康不能降低复发/转移风险，因此不推荐应用。而对于晚期结直肠癌患者，这些化疗药物都可以应用。具体选择何种药物要根据患者的身体状况、肿瘤情况、既往治疗情况等决定。

264. 术后辅助化疗需要多长时间呢？

目前，标准的术后辅助化疗持续时间是半年。通常2周为一个周期的方案需进行10～12个周期，3周为一个周期的方案需进行6～8个周期，总的时间长度为半年（6个月）左右。含奥沙利铂方案可导致慢性累积性外周神经毒性，表现为指/趾持续性感觉异常或感觉障碍，当总的累积剂量达到一定程度时甚至出现功能障碍，对日常生活产生影响。近年研究结果显示，对于复发转移风险低的Ⅲ期和高危Ⅱ

期患者，卡培他滨联合奥沙利铂方案辅助化疗3个月和6个月疗效相似，而化疗副作用尤其严重外周神经毒性的发生率更低。因此，选择卡培他滨联合奥沙利铂方案做术后辅助化疗的部分患者可以只化疗4个周期（3个月）。

265. 结直肠癌化疗过程中有哪些不良反应？怎么办？

化疗药物不仅对肿瘤细胞有杀伤作用，对人体正常的组织也有杀伤作用，尤其是增长迅速的细胞，如毛囊细胞、骨髓造血细胞和胃肠道黏膜的细胞等，这也是化疗不良反应产生的原因。应用的化疗药物不同，产生的不良反应也就不同。结直肠癌常用的药物包括奥沙利铂、氟尿嘧啶类和伊立替康，具有化疗药物共有的常见不良反应，如恶心、呕吐、食欲减退、腹泻、便秘、白细胞减少、血小板减少等。还有一些是药物特有的不良反应。

奥沙利铂会产生神经毒性，包括急性神经毒性和慢性累积性神经毒性。主要表现为周围感觉神经的异常。急性神经毒性主要表现为四肢肢端麻木、疼痛、唇周麻木等，遇到冷刺激时会加重。因此，用药期间一定要避免冷刺激，不能吹空调凉风，不能直接接触冷空气，冰箱里刚拿出来的东西不能直接吃，不要直接接触冰冷的物体等。冬季要做好保暖措施。慢性累积性神经毒性包括肢端持续性感觉异常和感觉障碍，在化疗的间隔期不消失。随着治疗总给药剂量的增加，持续时间和强度加重。当总的累积剂量达到一定程度时，有一小部分患者在完成需要精细的感觉运动神经协调的动作（如写字、系纽扣或持物）时会出现功能障碍，这是由感觉神经损伤引起的。

伊立替康可能会导致严重腹泻，大致可分为早期腹泻和迟发性腹泻。早期腹泻通常发生在用药24小时以内，往往伴有大汗、流泪增多、唾液增多等，这是胆碱能综合征的表现，严重者需要皮下注射阿托品来缓解症状。用药24小时后发生的腹泻称为迟发性腹泻，有可能会比较严重，因此需要积极地处理，一旦出现腹泻就要按照医嘱服用盐酸洛哌丁胺胶囊。应用伊立替康化疗期间要注意饮食，以前生活中不好消化的食物、进食后可能出现腹泻的食物都要避免应用，以避免出现严重的迟发性腹泻。

氟尿嘧啶类药物可能导致手足皮肤反应，表现为手足脱皮、疼痛等，要保持局部清洁，注重局部保湿，减少长时间站立等。

总的来说，这些不良反应可根据情况大致分成轻、中、重度。轻度反应不需要特殊处理，中、重度反应就需要咨询医生，由医生判断是否需要对症处理，是否需要调整化疗药物的种类和剂量。另外，要按照医生的要求，定期复查血常规和肝肾功能，观察白细胞、血小板和肝肾功能情况，如果异常，需要及时给予处理。同时要定期进行疗效评价，观察药物是否发挥了疗效。还有比较重要的是，要正视目前的情况，以乐观积极的态度来面对疾病和治疗，保持适当的运动，以不累为宜。

266. 什么是靶向治疗？

靶向治疗又称分子靶向治疗，是指药物进入体内会特异性地选择分子水平上的致癌位点相结合来发生作用，使肿瘤细胞特异性死亡，可能对少部分有相似位点的正常细胞有影响，对大部分正常组织细胞影响甚少。所以靶向治疗又被称为"生物导弹"，对有相应致癌位点的肿瘤有较强的抑制作用，也有一些药物本身代谢所引起的副作用，其特点是高效、低毒，是一种理想的肿瘤治疗手段。

267. 什么情况下需要用靶向治疗？有哪些副作用？

目前，不推荐结直肠癌根治术后辅助治疗时应用靶向药物。靶向药物目前只应用于晚期肿瘤患者，也就是不能手术切除或有转移的患者。靶向药物包括单克隆抗体和受体酪氨酸激酶抑制剂。国内目前上市用于结直肠癌的单克隆抗体主要包括贝伐珠单抗、西妥昔单抗。贝伐珠单抗是针对血管内皮生长因子（VEGF）的单抗，应用前不需要进行任何基因突变或其他生物标志物的检测。西妥昔单抗是针对表皮生长因子受体（EGFR）的单抗，应用前需要检测肿瘤组织标本的 *K-ras*、*N-ras* 和 *Braf* 基因是否存在突变，如果存在这几个基因突变，应用西妥昔单抗就没有作用了。受体酪氨酸激酶抑制剂是小分子的抗肿瘤药物，与单克隆抗体的作用机制不同。目前应用在结直肠领域的受体酪氨酸激酶抑制剂主要包括呋喹替尼和瑞戈非尼。不同的酪氨酸激酶抑制剂的作用靶点也有一定区别。

此外，部分结直肠癌患者具有一些少见的基因变异，如 *BRAF* V600E 突变、*HER2* 扩增等。已经有一些相应药物应用于临床。是否具备这些基因变异需要使用患者的肿瘤组织标本或血液标本进行基因检测。组织标本可以是从原发灶取得的，也可以是从转移灶取得的。可以是穿刺或结肠镜活检的标本，也可以是手术切除的标本。这些标本都在患者做穿刺或手术的医院病理科保存。

靶向药物也有不良反应，根据药物作用机制不同而不良反应表现有所不同，但通常与传统的化疗药物有较大差别。贝伐珠单抗会引起高血压、出血、伤口愈合延缓等不良反应，西妥昔单抗会引起输液反应、面部或躯干皮肤的痤疮样皮疹等。受体酪氨酸激酶抑制剂会引起高血压、蛋白尿、皮疹、乏力等不良反应。因此要根据患者的既往病史、身体状况来决定是否应用靶向药物。

268. 定期复查是什么意思？目的是什么？查什么项目？多长时间查一次？

三、治疗篇

定期复查是指规律地间隔一定时间做检查。间隔时间和检查项目通常根据复查目的而定。复查的目的通常包括：①根治术后的定期复查，目的是早期发现肿瘤复发转移，及早治疗。②放化疗期间的定期复查，目的是对治疗疗效和不良反应进行评估，医生据此对治疗方案进行必要的调整。

肿瘤患者进行定期复查是非常必要的。肿瘤通过手术、放疗、化疗等治疗之后，大部分患者仍会有肿瘤细胞残存，残存的肿瘤细胞在体内长大，导致肿瘤的复发、转移。所以恶性肿瘤患者治疗之后需要定期复查，早期发现复发转移的肿瘤。复发转移的肿瘤如果发现及时，通过正规治疗，很大一部分患者也可以得到根治或得到控制，延长生存期。所以恶性肿瘤治疗之后都需要定期复查，防止肿瘤的复发、转移。一旦发现肿瘤复发和转移，及早治疗可以提高治疗效果。

复查的项目一般包括以下几个方面：①血清学检查，包括血常规、肝功能、肾功能、电解质、肿瘤标志物等，这样可以评估患者的营养状况、身体状况、功能状况。另外，还可以检查患者有没有肿瘤复发转移的倾向。②影像学检查，如结直肠癌最容易转移到肝脏和肺脏，所以结直肠癌患者复诊一般建议查胸部CT、腹部CT、盆腔CT，对于可疑病灶，可以做进一步的详细检查，如肝脏MRI、盆腔MRI等，必要时可做PET/CT。

不同分期的肿瘤定期复查的间隔时间是不同的。对于进行了根治性切除术的结直肠癌患者，通常建议从手术日起至术后2年期间，每3个月进行一次全面的复查。术后2～5年，每半年进行一次全面的复查。从术后5年开始，可以每1年进行一次全面的复查。对于晚期结直肠癌患者，要根据具体的治疗方案调整复查间隔时间，一般来说，每6～8周进行一次影像学检查（CT、MRI等），每个治疗周期复查血常规和生化一次，必要时增加或减少血液检查的次数。

269. 什么是免疫治疗？

肿瘤的免疫治疗有多种形式，主要包括癌症疫苗、免疫检查点抑制剂、细胞免疫治疗等。近些年的免疫治疗多集中在免疫检查点抑制剂。免疫检查点抑制剂是免疫治疗新方式，并不是单纯指对机体免疫力的提高，而是通过改善肿瘤周围免疫微环境，从而激活体内免疫细胞活性达到抗肿瘤目的。临床应用比较广泛的免疫检查点抑制剂为PD-1单克隆抗体（如帕博利珠单抗、信迪利单抗等）、PD-L1单克隆抗体（如度伐利尤单抗、恩沃利单抗等）和CTLA-4单克隆抗体（伊匹木单抗等）。此外，针对其他免疫检查点的药物正处于研发与临床试验中，包括TIGIT、LAG-3等。目前已应用于临床的免疫检查点抑制剂众多，具体选择要在医生指导下进行。

270. 什么是基因检测？是不是所有患者都需要做基因检测？

肿瘤从根本原因上来说是基因突变累积造成的。癌细胞与正常细胞有很多不同，其中最重要的不同就是癌细胞中不少基因是变异的：有的基因缺失了，有的基因重复了，有的基因长歪了……而这些基因在某些程度上，也决定了癌细胞的生长与分裂，并且这种突变也可能会遗传。针对肿瘤的基因图谱进行测试，从而确定到底发生了哪些突变，这个过程就叫做基因检测。

基因检测是为了最大限度地增加每个患者对药物选择的正确性，从而提高治疗的有效率，减少药物的毒副作用，避免用药不当贻误治疗时机。此外，肿瘤遗传基因检测可以帮助患者家属明确患癌风险，提早预防。

一般来说，所有肿瘤患者均可以接受基因检测，尝试更多治疗方式。但考虑经济等多种因素，也可以根据不同肿瘤临床治疗指南的推荐，并结合自身需求，选择是否进行基因检测。

271. 什么是临床试验、临床研究的"入组"？

临床试验是指在人体进行某种新治疗方法的研究，是为了确定一种新药或一项治疗方法的疗效与安全性以及存在的副作用，是为帮助医生找到治疗疾病最佳方法所进行的研究性工作。患者经过筛选合格并参加临床试验即"入组"。

临床试验中的新药大概可分以下三类：没有在人身上应用过的新

研发的药物、国外已经获批但国内还没有获批的药物、在已有药物的基础上做了一些改良的药物。这些药物都经过了各种实验室分析，并且在动物实验中观察过毒性和疗效之后，才进入临床试验阶段。治疗过程中，医生会严密观察患者的不良反应，有问题及时反馈、及时处理，患者能得到更多的医疗关注。当然，也需要患者积极配合随访和研究标本收集。一旦患者出现身体不适或者继续用药意愿不高可以随时退出。

参加临床试验有以下几点好处：①临床试验代表国际最先进的药物研发方向，有可能提高疗效、延长生存甚至达到治愈。②入组临床试验后受试者可得到包括研究医生、研究护士、临床协调员等在内的整个临床研究团队的专业照顾，安全性得到最大可能的保障。③临床试验负责人均为领域内的权威专家，在整个试验过程中针对治疗起到监督指导的作用。④绝大多数临床试验免费提供试验药物，减轻了患者的经济负担。⑤检查、化验及住院预约可享受绿色通道服务。参加临床试验的患者会有专人安排住院和随访，即使有突发情况也可以及时与项目管理人员或医生取得联系，由医生安排加号或紧急入院治疗。参与临床试验也是为国家新药的发展做了贡献，需要获得更多关注。

272. 化疗期间需要注意什么？

（1）充分休息：疲劳是肿瘤患者最常见的副作用，所以要充分休息。

（2）避免感染：接受化疗时，免疫系统可能无法像平时那样正常工作，会使患者更容易受到感染。建议在人多的地方戴好口罩。常洗手对减少感染也十分有效。

（3）提前预防恶心：许多患者在化疗期间和化疗后会出现恶心。因此，在开始化疗前可服用缓解恶心的药物。呼吸新鲜空气也可以缓解恶心，此外，冰棒、薄荷糖和口香糖也有一定的帮助。

（4）不吃生冷或可能加重治疗副作用的食物：食用未煮熟的肉制品会增加感染沙门氏菌、大肠埃希菌和其他食源性疾病的风险。化疗期间可能出现口腔溃疡，应避免食用坚硬、辛辣和酸性的食物加重口腔溃疡。如果化疗期间口腔特别敏感或疼痛，需要避免冷饮和冷冻食品。

（5）不吸烟饮酒：酒精摄入后由肝脏处理，许多化疗药物也是如此，在化疗期间饮酒会对肝脏造成额外的压力，同时酒精也会导致脱水，这会使恶心加剧，化疗更加难以忍受，因此需避免饮酒。吸烟、吸电子烟和其他烟草制品也对身体有害，所以最好完全避免。

（6）避免过度的紫外线照射：许多化疗药物增加了晒伤的易感性，因此应避免过度的紫外线照射，可限制白天在户外的时间，或穿防护服和使用防晒霜。

（7）保持积极的态度：尽管这点看起来很小且微不足道，但会让人精神振奋起来。接受化疗期间，应常向家人、朋友和医生寻求支持，他们将尽其所能让您感到舒适。

273. 什么是骨髓抑制？

骨髓抑制是放化疗或者使用某些免疫抑制剂后出现骨髓造血干细胞的活性下降，主要表现为血液中白细胞、血小板、血红蛋白减少。严重的骨髓抑制可以出现发热、严重感染、重要脏器出血等严重并发症，甚至危及生命。

骨髓抑制是化疗最常见、最严重的副反应。大多数化疗药均可引起不同程度的骨髓抑制。所以建议化疗患者听从医生建议，定期监测血象变化，早期发现骨髓抑制情况，根据骨髓抑制的程度及化疗时间进行相应处理。

274. 免疫治疗是不是比化疗的副作用小？主要会有什么反应？

任何一种治疗方法在具有疗效的同时，往往不可避免地出现副作用。但是免疫治疗通过免疫系统起作用，它的副作用总体来讲比化疗要小，大概8%～9%的患者会出现较严重的副作用。

免疫治疗的副作用可体现在多个方面，比如全身乏力、疲劳感、胃肠黏膜水肿以及炎细胞浸润导致食欲减退或进食能力下降等，但并不影响患者的生活质量。比较严重的情况，主要是引起免疫相关的炎症因子爆发，导致过度的免疫反应，部分患者可能会出现较为严重的免疫相关的炎症，如皮肤炎、肺炎、甲状腺炎、心肌炎、肠炎、肝炎、内分泌异常、脑炎等，这种情况在临床上发生率相对较低，治疗后多数可恢复，少数患者需要长期激素治疗，极少数患者出现严重的免疫相关不良反应不能恢复，甚至致命。

一些化验检查可以及早发现免疫治疗对各器官的毒性。在治疗前和治疗期间，患者需要按计划进行相应的化验检查，包括心电图、抽血查甲状腺功能等，以尽早发现和治疗可能的毒性反应，将不良反应的伤害控制到最小。

275. 化疗期间可以服用中药吗？

中药可以用于扶正祛邪、补气养血、改善体质、提高免疫力等，在化疗过程中加入中药，可能减轻化疗所引起的恶心、呕吐、腹泻、便秘等消化道反应，还可以改善呃逆，有生血补血的作用，可部分对抗化疗药物引起的血液学毒性。但中药会进一步增加胃肠负担和加重患者的不适感觉，甚至可能会引起肝损伤、肾损伤，影响患者的治疗进程。所以建议因人而异，根据自己的情况判断是否适合中药治疗。如果患者有中医方面的需求，也建议患者就诊正规中医医院或门诊，遵循医嘱服药。

276. 短效升白细胞药物和长效升白细胞药物的区别有哪些？

升白细胞药物一般指重组人粒细胞集落刺激因子。长效重组人粒细胞集落刺激因子和短效重组人粒细胞集落刺激因子的区别在于药效持续时间不同、副作用不同及化疗间隔时间不同等。短效重组人粒细胞集落刺激因子药效一般可以维持1～3天，且注射时间需要与化疗间隔24小时以上。而长效重组人粒细胞集落刺激因子的药效可以维持2周左右，且由于其药效维持的时间比较长，一般不需要反复抽血化验血常规，副作用相对也比较小，感染的概率低。但长效重组人粒细胞集落刺激因子注射时间需要与化疗间隔12天以上，以免引起骨髓造血功能损伤。此外，长效重组人粒细胞集落刺激因子和短效重组人粒细胞集落刺激因子在给药频次、治疗性应用、患者依从性等方面也存在一定区别。患者需要严格按照医嘱用药，并定期复查。

277. 怎么评估结直肠癌的严重程度？分期是什么？是不是分期晚的治疗效果一定更不好？

评估结直肠癌的严重程度主要是根据肿瘤分期。结直肠癌的分期标准是根据结直肠肿瘤的浸润深度、淋巴结转移情况、有无远处器官转移（如肝、肺等）进行综合评估。一般来说，早期结直肠癌患者生存率较高，而晚期结直肠癌患者生存率较低。但是，并不是说晚期结直肠癌患者的治疗效果一定更不好。有些晚期结直肠癌患者可以通过综合治疗，如手术、放疗、化疗等，得到较好的治疗效果。此外，患者生存期也受到多种因素的影响，如年龄、身体状况、既往疾病、心态等。因此，对于结直肠癌患者来说，及早发现、诊断和治疗是提高治疗效果的关键。同时，患者应该保持良好的心态，积极配合治疗，以提高生存期和生活质量。

278. 口服治疗药物和输液治疗药物有什么区别？是否输液治疗药物更重要？治疗效果更好？

药物的不同使用方式，包括口服、静脉注射、皮下注射等，只是因为药物的剂型或代谢方式的差异，与药物本身的疗效和不良反应关系不大。化疗方案中的每种药物，无论是通过口服、静脉注射、皮下注射哪种方式使用，都是非常重要的。口服药物尤其要注意药物口服的时间、数目。在医生指导下严格执行化疗方案，是取得良好治疗效果的基础。

279. 如果化疗效果比较好，是否可以再做手术？如果做不了手术，是否需要一直化疗？

化疗效果比较好的情况下是否手术，需要由肿瘤内科、外科、影像科等科室综合决策。如果化疗效果较好，但手术仍不获益的情况下，可以考虑维持治疗或停止治疗观察。维持治疗是指减少治疗药物或更改治疗方案，以期在取得良好治疗效果的前提下，减少患者的用药量和不良反应。

280. 有没有检测或者指标可以提前预测治疗方案的疗效和副作用？

有些基因检测或者免疫组化的结果对于靶向治疗和免疫治疗的选择是必要的，而这些检测结果也可以在一定程度上预测治疗方案的疗效。同样，因为某些基因的不同，患者对于化疗等治疗的不良反应也不同，对特定基因的检测可以预测某些化疗药物的不良反应。具体可以在治疗前与临床医生商议是否行相应的检测。

281. 治疗药物的用量怎么确定？是否用药量越大越好？

治疗药物的用量主要是根据药物既往临床试验的数据和患者的一般状况决定，包括身高、体重、既往疾病等，治疗期间还需要根据患者对药物的耐受状况等动态调整。药物的使用有合适的剂量选择，超过合适用量，疗效获益有限，但不良反应可能明显增加。

282. 老年人和年轻人化疗有什么差别?

对于同样的健康状况,年轻人对于药物的耐受程度一般好于老年人,但总体差别不大。高血压、糖尿病、慢性肾病等慢性病可能对于药物的用量甚至能否使用有很大影响,患者应在治疗前如实向医生反映既往疾病及控制情况。在化疗期间,患者的慢性病治疗药物一般需要继续使用,但也要注意几种药物之间是否会发生药物相互作用。治疗药物的不良反应可能导致原有慢性病加重,如果出现此种情况,应由肿瘤内科医生和相应慢性病的治疗科室共同商议后续的治疗选择。

283. 什么是新辅助化疗?

新辅助化疗是指在实施局部治疗方法(如手术或放疗)前所做的全身化疗,目的是使肿瘤缩小、及早杀灭看不见的转移细胞,以利于后续的手术、放疗等治疗。早期肿瘤患者通常可以通过局部治疗方法治愈,并不需要做新辅助化疗。而对于特别晚期的肿瘤患者由于失去了根治肿瘤的机会,通常也不采用新辅助化疗的方法。新辅助化疗通常是用于某些中晚期肿瘤患者,希望通过先做化疗使肿瘤缩小,再通过手术或放疗等治疗方法治愈肿瘤。但新辅助化疗也有风险,有些患者接受新辅助化疗的效果不好,使病变增大或患者体质下降,也可能因此失去根治肿瘤的机会。

284. 新辅助化疗后患者什么时候可以接受手术治疗？

对接受新辅助化疗后的患者需要进行影像学的一系列检查，以重新评估肿瘤，决定能否进行手术治疗。如果外科医生认为可以手术，需待患者血常规、肝功等指标及身体恢复正常后接受手术治疗，通常是在新辅助化疗结束后的第3～4周。如果是采用贝伐珠单抗治疗，通常是需要在停止治疗后至少6周才能进行手术治疗，如果用索拉非尼或舒尼替尼治疗，一般停药1～2周后就可以考虑手术治疗，其目的是减少术中出血，避免患者术后伤口不愈合。

285. 什么是直肠癌新辅助治疗？

直肠癌新辅助治疗就是在直肠癌外科治疗前所进行的治疗，可以是全身化疗（和靶向治疗）、同步放化疗（放疗和同步化疗/靶向治疗/免疫治疗）或免疫治疗等。术前新辅助同步放化疗＋直肠癌根治手术＋术后辅助化疗是目前局部进展期直肠癌的标准治疗模式。

286. 直肠癌新辅助放疗的方案有哪些？各有什么优缺点？

直肠癌新辅助放疗有两种常用方式，常规分割长程放疗（45～50.4Gy/25～28次）同步氟尿嘧啶（或卡培他滨）化疗和大分割短程放疗（25Gy/5次）＋立即手术。欧洲国家在早期较多采用短程放疗模式，而北美地区和中国更多采用长程放疗。两种放疗方式各有利弊，适应证也有所不同。

短程放疗实施过程简单，放疗周期短，明显缩短术前治疗时间，患者的依从性较好。缺点是短程放疗后没有足够的时间让肿瘤退缩，肿瘤降期效果不明显，对于治疗前评估为不可切除者不宜采用。近年来，有研究尝试在短程放疗结束后加序贯化疗，发现在肿瘤退缩率和局部复发率方面有较好的改进。

新辅助长程同步放化疗目前是国内直肠癌新辅助治疗的主流方案，其优势在于肿瘤降期效果明显，可提高根治切除率和保肛率，部分患者甚至能取得病理完全缓解。但其缺点是治疗周期较长，术前等待时间长，术前治疗花费高。

287. 什么是直肠癌的全程新辅助治疗？

直肠癌全程新辅助治疗即在新辅助同步放化疗的基础上将全部或部分术后辅助化疗提至术前进行。全程新辅助治疗的优势在于早期干预微转移，提高原发肿瘤的药物灌注率，并且能保证较高的患者依从性和耐受性。但缺点是术前治疗期延长，并且存在过度治疗的可能。

288. 直肠癌新辅助同步放化疗治疗后多长时间进行手术？

对于接受长程新辅助同步放化疗的患者，一般在放疗结束后5～12周施行根治性手术切除，以使新辅助治疗的效果得到最大限度的体现，也使患者能从术前放化疗的毒性中恢复，目前临床上多选择在放疗后6～8周施行手术。短程放疗则建议在放疗结束后10天左右进行手术治疗。新辅助放化疗后手术时机的选择对肿瘤缓解率、围手术期并发症及远期预后等都有一定影响，因此，手术时机的选择应综合考虑。

289. 哪些直肠癌患者应该接受新辅助同步放化疗？

目前，美国国立综合癌症网络（NCCN）指南建议对Ⅱ、Ⅲ期的中低位直肠癌患者进行新辅助放化疗。欧洲肿瘤学会（ESMO）指南推荐对直肠癌的新辅助治疗应根据复发风险进行分层治疗，而直肠MRI是评估直肠癌局部临床分期最精确的检查手段。复发风险相关指标主要依据MRI评估结果，包括肿瘤浸润深度（T分期）、淋巴结转移数目（N分期）、肿瘤下缘距肛距离、直肠系膜筋膜（MRF）侵犯和肠壁外血管侵犯（EMVI）情况等。根据上述指标最终可将直肠癌分为极低危组、低危组、中危组、高危组和极高危组。根据不同的分组采用不同的治疗策略。

290. 新辅助治疗后直肠癌的等待观察策略

直肠癌新辅助治疗后，少部分患者（一般占10%～30%）可达到临床完全缓解（cCR）。按照NCCN指南，这部分患者也应该接受根治性手术。巴西学者Habr-Gama率先提出对新辅助治疗后达cCR的患者可采取等待观察的非手术策略。此后关于等待观察策略的研究越来越多。但该策略仍未在临床上得到广泛应用，其主要原因在于目前评价cCR的方法标准化程度低，判断的主观性强、准确性低导致不同中心、不同研究者之间可重复性低，由此导致不同中心的研究结果差异性较大。因此，在没有出现操作简便、可重复性和准确性高的cCR评价方法之前，过于积极地推广"等待观察"策略存在很大的风险。与此同时，目前还没有术前评估病理完全缓解的有效手段，cCR并不代表病理学上的完全缓解（pCR），因此在采取非手术模式时，患者的选择存在非常大的挑战。

目前，等待观察策略主要适用于经过严格筛查的以下cCR患者：①不能耐受麻醉和手术。②保肛意愿非常强烈，而手术需要切除肛门。③在临床试验中进行。

（五）中 医 治 疗

291. 中医在肿瘤治疗中有哪些优势？

手术、放疗、化疗在中医看来皆是祛邪的手段，这些治疗方法虽然能够最大限度地减少肿瘤负荷、杀灭癌细胞，但在治疗过程中会损伤正气，使患者免疫功能受损，导致抵抗力下降。中医认为恶性肿瘤多属于"正虚邪盛"的病症，强调整体观念、辨证论治，治疗过程中一方面要"扶正"，一方面要"祛邪"，重在扶正固本，兼以祛邪。中医药直接抗癌作用不及放化疗显著，但能够减轻放化疗引起的恶心、呕吐、食欲减退、乏力、白细胞减少、免疫功能下降等不良反应，改善患者症状，提高生存质量。现代中药药理研究发现，许多中药正是通过调节肿瘤患者的机体免疫功能达到抑制肿瘤的目的，特别是补益类及活血类中药。在恶性肿瘤治疗中，中西医各有优势，不能互相替代。

292. 中医治疗结直肠癌也有抗癌药物吗？

中医抗肿瘤药物种类繁多，常见的有扶正固本类、清热解毒类、理气解郁类、化痰散结类、活血化瘀类等。按照中医传统理论和中药学知识来分析，并没有所谓的专门"抗癌"中药。随着现代中药药理学研究不断深入，逐渐发现一些中药（或中药单体成分）对癌细胞有一定的杀伤和抑制作用，也就相应的出现了抗癌中药的说法。这类具有抗癌作用的药物，往往被多数人直观地理解为具有杀伤癌细胞的作用，甚至被拿来与化疗药物类比，这种观点并不准确。中医药抗癌治疗强调的是"整体观念""辨证论治"，扶正与祛邪并重。并非单用清热解毒药来祛邪，或单用人参、灵芝、西洋参等药来益气扶正，就能解决肿瘤患者"正虚邪盛"的病理状态。

中医认为，结直肠癌属于"积聚"范畴，因饮食不节致脾胃虚损，或气机不畅，或久坐湿地，寒温失节，恣食肥腻，醇酒厚味，毒邪侵入，湿热蕴结，下注大肠，滞留积聚，凝结成积。治疗方面在积极扶正、补益脾肾的基础上，必须配合理气消导、活血化瘀、清热解毒、燥湿化痰等药物。这些药物中包括多种具有抗癌功效的药物，其中化痰散结的药物常用半夏、胆星、牡蛎、贝母、炮山甲、干蟾皮、蜂房等；活血化瘀常选三棱、莪术、五灵脂、乳香、水蛭、黑蚂蚁、土元、丹参、姜黄等；清热解毒常选藤梨根、菝葜、半边莲、半枝莲、白花蛇舌草、白屈菜、石上柏、土茯苓、石见穿等。上述部分药物具有一定毒性，必须在医生指导下使用。

293. 中医药配合放化疗能同时进行吗?

许多患者和家属会有这样的疑问:中医药与放疗或化疗药物会不会有冲突?会不会影响放化疗的效果?它们能同时进行吗?多年来,大量的临床实践告诉我们,中医药治疗与放化疗之间不会发生冲突,截至目前也没有患者因为接受中医药治疗而降低放化疗效果的报道。中医药治疗是肿瘤综合治疗方法之一,适用于肿瘤患者治疗的各阶段。在不同阶段,中医药扮演不同的角色、发挥不同的作用。在放化疗治疗阶段,西医治疗方法虽是主力军,但其治疗本身具有很强的"杀伤力",不仅能够杀死、抑制肿瘤细胞,也会对人体正常的细胞带来不同程度的损伤,主要影响骨髓功能、消化系统、神经系统等方面而产生不良反应。此时中医药治疗处于辅助地位,侧重于为放化疗"保驾护航"。通过益气扶正、填精养血、调理脾胃等治疗方法,改善或减轻患者乏力、失眠、恶心、呕吐、食欲减退、便秘、手足麻木、骨髓抑制等不良反应,使患者的放化疗得以顺利地进行。该阶段抗肿瘤并不是中医治疗的主要方向。有些患者认为,化疗后呕吐反应本来就很严重,用中药后会加重呕吐反应,喝下去的中药也会吐出来,起不了什么作用。其实许多中药都具有很好的止吐功效,运用合理的话在止吐的同时还可以改善食欲。放化疗结束以后,中医药从辅助地位转变为主力地位,不仅要继续扶正、调和脾胃,还需要同时加强抗肿瘤治疗的力度。

294. 结直肠癌患者何时可以开始中药治疗?

临床上经常听一些患者说:"等我化疗或放疗结束后就去喝中药。"其实,这种认识是不对的。结直肠癌、胃癌等腹部恶性肿瘤的患者在常规治疗过程中,中药治疗可以早期介入。手术切除肿瘤病灶后,肠道功能基本恢复时,就可以考虑开始服用中药了。一般来说患者排气、排便正常就可以进流食或半流食,包括中药汤剂,肠道已经可以吸收中药有效成分了。此时用中药治疗可以加快患者手术后的康复进程,提升患者的免疫功能,降低复发转移的可能性,也可保证术后放化疗按时正常进行。

295. 中医药配合结直肠癌手术治疗能发挥什么作用?

中医药在结直肠癌治疗过程中具有良好的个性化辅助治疗作用,可贯穿于结直肠癌治疗的各个阶段,对于手术患者能够有效减少术后并发症的发生。结直肠癌术后的患者常出现气血耗伤、脾胃气虚、胃肠气滞的情况,表现为身体虚弱、四肢乏力、不思饮食、腹部胀满、排气排便不畅等症状。部分饮食不当、术后活动过少、高龄或平时体弱的患者还可能出现胃瘫、完全或不完全肠梗阻等情况,很大程度上影响了患者身体恢复和后续放化疗的顺利进行。配合中药益气养血、扶正固本、健脾和胃、理气导滞治疗,能够增强患者体质,有效改善排气排便、饮食、睡眠状况,促进术后恢复,为后续治疗奠定良好基础。

296. 中药配合结直肠癌放化疗能发挥什么作用?

放疗常易伤阴耗气，化疗药物则往往影响脾胃的运化功能，扰乱气机升降，损耗气血，导致患者出现头晕、乏力、面色无华、食欲缺乏、恶心、呕吐、便秘、腹泻等症状。有的患者因为不能耐受放化疗的副反应而中断治疗。如果在放化疗过程中及时配合中医治疗，情况会有很大改观。中医从调理脾胃、益气养血入手，能够起到减毒增效的作用，有效改善患者生活质量。奥沙利铂、卡培他滨等化疗药物常易导致手足麻木、感觉迟钝、皮肤肿胀疼痛等神经毒性、手足综合征表现，以及腹痛、腹泻、恶心、呕吐等不良反应。采用中药浸浴、外洗能够明显减轻神经毒性和手足综合征的症状，同时改善患者睡眠和体力状况。中草药内服可以减轻恶心、呕吐、腹痛、腹泻等消化道反应，特别在改善食欲方面能够有效弥补西医治疗的不足。放化疗过程中常出现严重的骨髓抑制，表现为顽固的白细胞、血小板减少。大剂量使用升白细胞药物、升血小板药物，有时也难以改善。采用中药内服益气养血、调补脾肾的同时，配合对足三里、气海、关元等强壮穴的艾灸疗法，能够促进各项指标回升，且疗效较巩固，不易反弹。

297. 中医如何治疗直肠癌放疗后导致的急性放射性肠炎?

肿瘤患者发病的内因常常是自身正气亏虚、气血失和，直肠癌患者多以脾肾亏虚为根本病机，加之射线照射，热毒灼伤肠道更加伤阴耗气。肠道局部气血循行受阻，营养物质不足以濡养经脉，热邪伤络动血，就会出现腹痛、泄泻、便血等肠炎症状。放射性肠炎是盆腹腔恶性肿瘤接受放疗引起的常见肠道并发症，主要表现为腹痛、腹泻、里急后重、肛门坠痛、便血等，多见于直肠癌及宫颈癌患者。多属虚实夹杂，以脾虚为本、湿热为标；病久迁延，转为慢性，则以肾气亏虚为主。放射性肠炎可采用中药口服配合药物外用的方法治疗。内治以健脾化湿、清热解毒、调和气血为主要治法，常用党参、白术、白扁豆、山药、芡实、甘草等药健脾益气；以薏苡仁、茯苓、佩兰、陈皮、半夏等药渗化湿浊；以马齿苋、败酱草、黄芩、白屈菜、白头翁、马尾连等药清热解毒；用芍药、木香、当归、槐花、枳壳、川芎等药调和气血。外治可用中药煎剂熏洗，保留灌肠能够使药物直接作用于肛门或肠道病变局部，其治法与内服汤药同理，常以燥湿解毒凉血立法。常用药物有苍术、黄柏、白及、鸡血藤、忍冬藤、防风、白芷、白头翁、紫草等。

298. 冬虫夏草的主要功效有哪些？适用于哪些人群？

冬虫夏草作为一种传统的名贵滋补中药材，既不是虫，也不是草，是麦角菌科真菌冬虫夏草菌寄生在蝙蝠蛾科昆虫幼虫上的子座及幼虫尸体的复合体。虫草主要成分包括虫草酸、虫草素、虫草多糖、氨基酸、生物碱、维生素及矿物质等。其体外提取物虫草素具有明确的抑制多种肿瘤细胞增殖的作用。中医认为冬虫夏草味甘、性温，归肺、肾经，能补虚损、益精气，又能平喘、止血、化痰。冬虫夏草药用价值很高，具有阴阳双补的特点，尤其擅长补益肺、肾二脏，药性较平和，除了孕妇、感冒、有实热等情况外，普通人群多数都可服用，且全年均可服用，以冬季最佳。传统服用方法是煎煮内服，可以入丸、散，或研末食用，也可以泡酒、煲汤、煮粥服用。需要强调的是，无论哪种方法均应连渣服用，最大限度保证有效吸收。冬虫夏草对抗肿瘤具有良好的辅助作用，特别是对于肺部肿瘤。除了肺癌、肾癌患者外，许多慢性病患者，如肾功能不全、心脏功能低下、再生障碍性贫血以及高血压、高血脂、高血糖患者等也适合服用冬虫夏草。

299. 常用的滋补食物有哪些？

食疗所用的食物以平性居多，温热性次之，寒凉性食物最少。常用的平性食物有赤小豆、黑豆、木耳、百合、莲子、菜花、土豆、鲤鱼、山药、桃、四季豆等，温热类食物有牛肉、羊肉、鸡肉、虾肉、蛇肉、黄豆、蚕豆、葱、姜、蒜、韭菜、香菜、胡椒、红糖、羊乳等，凉性食物有猪肉、鳖肉、鸭肉、鹅肉、菠菜、白菜、芹菜、竹笋、黄瓜、苦瓜、冬瓜、茄子、西瓜、梨、柿子、绿豆、蜂蜜、小米等。

药粥是食疗的重要方法之一，简便易行，效果显著。常选用粳米或糯米为原料，二者具有健脾益气、滋补后天的作用，常与山药、龙眼肉、大枣、莲子、薏米等可食用的中药同煮成粥，不仅增加补养脾胃的功效，而且能够增添药粥的色、形、味。

300. 肿瘤患者放化疗后练习气功是否有益？

气功是具有广泛群众基础的养生保健锻炼方法，也是传统中医学的重要组成部分。能激发人体的潜能，保护和调动机体内在的抗病能力，有扶正固本的作用。无论哪一种功法都强调练习时要充分放松身体和情绪，注重呼吸、意识的调整，与身体活动保持协调，有利于调节生理功能、减轻心理压力，这一点对于肿瘤患者的治疗、康复来说是有益的。需要特别注意的是，要在各类气功中正确选择动作幅度较小、难度不大的，切忌练习体力要求较高、动作复杂的，以免加重身体负担。选择哪种气功，练习多长时间，一定要根据自己的疾病状况以及对身体起到的作用来确定。

（六）结直肠癌急症的治疗

301. 结直肠癌合并肠梗阻的外科处理方式有哪些？

结直肠癌从发生到局部或远处的进展是一个时间段内的慢性过程，肿瘤的发生是内外因长期作用下的积累，肿瘤的治疗也不同于其他疾病。单就结直肠癌而言，患者从最初的不适主诉到医生所下最终诊断也同样需要时间，以确定患者具体的肿瘤类型及临床分期而决定最佳的治疗方案，以及是否需要手术治疗，因此可以手术治疗的结直肠癌属于外科上的择期手术。

如上所述，肿瘤在肠腔内的生长是一个慢性过程，患者的初期临床症状往往不典型或无异常体征，一部分患者由于肿瘤增长至较大的体积引起肠腔梗阻时才来就诊，此时患者已失去了手术的最佳治疗时机，此时手术只是缓解患者的症状，而不能达到根治肿瘤的目的。外科医生往往根据患者的年龄及身体状况等情况采取局部切除肿块再吻合肠管或进行腹壁造瘘术，两种术式均可使梗阻的症状得到缓解。当然，如果术中探查肿物可以根治性切除且患者的身体状况经评估可以耐受，此时也可考虑根治性手术，此种情况很大程度依赖于术者的经验及技术。

302. 结直肠癌合并出血的外科治疗有哪些?

外科的肿瘤失血可分为急性失血和慢性失血。急性失血是指肿瘤的侵袭造成供给肿瘤的血管破裂，因此出现急性下消化道出血，临床常表现为便鲜红色血。慢性失血是指肿瘤生长过快造成血液的自身供给不足肿瘤表面出现坏死组织脱落形成溃疡，血液每天少量流失，此时便潜血阳性，量多时会有黑便的发生，体检时患者容易出现贫血症状。

如上所述，结直肠癌是慢性病程，择期手术是最好的根治性治疗方式。当然每个个体的肿瘤发生和进展有很强的异质性，如果一部分患者的肿瘤侵及肠壁血管或肿瘤体积较大出现坏死引起消化道出血，并且引起失血症状的情况下，同样有急诊手术的指征。外科医生需要详细评估患者的体征及症状，选择最佳的治疗方案，可以进行开腹探查并确切止血；若失血的肠管已经有缺血颜色改变，也可行肠管的部分切除术，余下肠管再进行端端吻合，或近端肠管造瘘术。

303. 结直肠癌合并肠穿孔的外科处理方法是什么?

结直肠穿孔一般好发于结肠的右半部，尤其在老年患者中多见。其主要原因与结肠的生理解剖有关，因为此处为整个消化道大肠的起始处，右半结肠通过回盲瓣与小肠分开，且瓣膜的开口朝向结肠的肠腔，因此只能是小肠的食物进入结肠而不能反流，瓣膜形成了一个单向阀门。当结肠其他部位的肿瘤生长到一定程度时，在原发部位会出现一实性肿物，造成局部肠腔的完全或不完全梗阻。此时我们可设想一段"管子"的出口已经堵死，而开口却源源不断每天灌入新的残渣，也就是我们人体每天维持生命所需进入大量的食糜、水、空气等，这种"只进不出"的状态大大增加了密闭的结肠肠腔压力，当肠腔增大的压力大于肠壁的承受能力时即可造成结肠壁的局部破裂穿孔。

当穿孔发生时，患者会主诉下腹部的剧烈疼痛，而且会随着肠腔液体的弥漫播散，引起腹腔弥漫性腹膜炎，此时整个腹壁将呈现"板状腹"，会有明显的压痛、反跳痛，需要紧急进行开腹手术处理。如果是老年患者或患者的精神状态欠佳，腹部体征和症状较不典型，此类患者的预后往往较差。当病程较长时，部分患者会出现休克，此时应加强复苏治疗。

304. 结直肠癌术后的急症有哪些？如何处理？

结直肠癌根治术包括肿瘤所侵犯肠管及其系膜的切除以及周围淋巴结的彻底清扫，但术后的急性并发症在每位患者身上有很大的异质性，根据每位术者的操作水平也有很大差异。当患者的肠管吻合不够充分，加上术后进食较早，此时会出现吻合口瘘，容易造成腹盆腔感染，患者会出现发热、腹痛等不适主诉，部分患者会出现危及生命的感染性休克。也有部分患者由于肿瘤的病程较长，对机体的消耗较大，肠壁较薄，即使术中术者已经做到确切的止血及缝合，术后依然会有肠管愈合欠佳，依然会有瘘的发生。

当患者术后住院期间有吻合口瘘发生时，最好的处理方法即为急诊手术清创引流或年龄较大患者选择性腹壁造瘘，让受损的肠管充分恢复。因为肠道的细菌较多，若出现脓毒血症或感染性休克，应进行腹腔的彻底清洗及静脉支持治疗，维持患者的呼吸及循环功能稳定。

305. 结直肠癌术后出血怎么处理？

现代外科术中采用各种切割、吻合及止血器械，患者的术中失血量已经较以前明显减少。当然为了防患于未然，术后外科医生依然会依据自己的经验在患者腹壁一侧放置两条引流管，根据引流液的性状来判断术后是否有出血或瘘的发生。正常患者的术后腹腔引流液为淡黄色的清亮液体或淡红色的术后残存积液，当引流袋出现鲜红色的血液时，参与术后护理的患者家属应马上通知管床医生，对引流情况做出判定。如果引流的血液较少，且患者并无异常主诉，可以进行保守性的止血治疗。当确定有活动性的动脉出血或患者出现皮肤发白、发绀等急性失血症状时，应立即采取紧急抢救措施，必要时急诊手术探查并进行止血治疗。

（七）营　　养

306. 术后患者什么时候可以开始进食？

手术后饮食是否恰当关系到患者是否能够顺利恢复，手术后何时开始进食，采取何种饮食为宜，要根据患者具体情况而定。过早进食有可能引起并发症，但进食过迟也是有害无益的。手术后进食时间是根据恢复情况而定的。一般的消化道手术后进食要求为：如无胃肠切除、吻合或破裂修补，一般术后24～48小时禁食并保留胃管；第3～4天肠道功能恢复，肛门排气（俗称"放屁"）后，可按医嘱开始进少量流质饮食，然后逐渐增加至全量流质饮食；第5～6天开始进半流质饮食。对有胃肠吻合或有破裂口修补者，为慎重起见，应该把上述进食次序推迟1～5天进行。对于造瘘的患者，术后进食时间和种类可根据具体情况适当放宽。

307. 什么是清流食、流食、半流食和软食？

清流食：是一种限制较严格的流质饮食，包括水、米汤、稀藕粉、果汁、蛋花汤等。

流食：食物呈液体状态，包括稠米汤、牛奶、菜汁、蒸蛋羹、酸奶、豆浆、清鸡汤、清肉汤等。

半流食：食物半流质状态，纤维素含量少，容易咀嚼和消化，营养丰富的食物。有粥、面条、蒸鸡蛋、豆腐脑、碎菜叶、肉末、鸡丝、虾仁等。

软食：是质软、粗硬纤维含量少、容易咀嚼和消化的食物。包括软米饭、馒头、包子、面条和各种粥类。肉类应剁碎，菜应切细。蛋类可用炒、煮和蒸等方法烹饪。水果应去皮，香蕉、橘子、猕猴桃等均可食用。

308. 术后早期饮食注意事项有哪些？

术后的饮食非常重要，稍有不慎不仅会影响患者康复，还可能带来更多的损害，因此，术后保持营养均衡是非常重要的。各种外科手术过程中一般都有出血或组织液渗出，很可能会造成贫血及低蛋白血症。同时，疼痛、创伤及手术中的刺激会导致营养物质消耗的增加。所以通过饮食保持营养均衡是术后伤口愈合、体力恢复所必需的。

（1）保证饮食的多样性：术后首先要多进食营养价值比较高、清淡而又容易消化吸收的食物，尤其是优质动物蛋白；其次是补充微量元素，尤其是锌与钾。锌是化学反应中的媒介，在促进蛋白（尤其是胶原蛋白）的合成中起重要作用；再次是各种维生素及纤维素的补充，它们可以增加抗感染的能力，而维生素A、维生素C、维生素E还可以促进伤口愈合；最后要避免食用猪油、动物内脏、鳗鱼，少吃肥肉及含胆固醇较高的海鱼等，还要避免烟、酒及浓茶等。

（2）根据手术类型与患者病情选择食物：不同的手术类型在选择食物时也有不同的侧重点。消化系统手术后饮食宜清淡细腻，这时考虑的是利于胃肠道的功能重建和恢复，一些蛋白粗纤维或植物粗纤维则应慎重摄入。术后1天内，不宜进食牛奶、豆浆等易胀气的食物。能正常进食时，应给予熟烂、嫩、软、少渣以及营养搭配合理的食物。切忌为让患者增进食欲而投其所好，进食辛辣、富含脂肪或煎炸的食物。

（3）根据术后时间选择食物：多数患者手术后2～3天开始恢复肛门排气，这表明肠道的功能开始恢复。早期进食和活动可增进肠道蠕动的恢复。如无特殊情况，排气后可进流质饮食（粥水、汤水等），一般第一阶段以清流食为主，如米汤、藕粉、果汁、蛋花汤等；随病情稳定进入第二阶段，改为流食，如牛奶、豆浆等；第三阶段为半流质饮食，如粥、面条等；第四阶段为软食或普通饮食。

309. 结直肠癌术后可以进食的种类有哪些？

（1）温开水：拔除胃管后开始饮用，需主管医生允许，拔出胃管后24小时总量控制在＜300ml。

（2）清流食：大米汤、果汁。

（3）流食：藕粉、芝麻糊、面条汤、蔬菜汤、肉汤、鱼汤、鸡汤、排骨汤、蜂蜜。

（4）半流食：烂面条、大米粥、肉松、蔬菜泥、肉泥（鱼肉、鸡肉、猪肉）、果泥、麦片粥、豆腐脑。

（5）软食：蔬菜（蒸、炖、熬）、肉类（蒸、炖、熬、煮）、豆腐、煮鸡蛋等。

310. 结直肠癌术后进食的原则是什么？

（1）少食多餐、多嚼、进食量逐渐增加，以进食后不呕吐、腹部不胀、排便通畅为标准。

（2）进食次数以每日5～6次为宜，除三餐外，每餐间加餐一次，进食以七分饱为宜。

（3）应尽量多饮用温水及果汁，水必须煮开，水果去皮洗净，一定要保证卫生干净。

（4）忌食生、冷、硬、辣和过热食物。

（5）忌食小米、豆饭、玉米粥等粗粮和坚果。

（6）少食煎、炒、烹、炸食品。

（7）手术后1个月可根据情况恢复正常普食。

311. 营养和食物是一回事吗？

营养是机体摄取、消化、吸收、代谢和利用食物或营养素以维持生命活动的整个过程。而食物是维持人体生命和机体活动的最基本物质条件之一。营养是过程，食物是物质。人通过摄入食物满足机体营养的需求，完成生命新陈代谢和运动。

312. 如何平衡膳食？

饮食平衡是维持人体健康的最基本物质条件之一，包括以下方面。①充足的热能：用以维持正常的生理功能及活动。②足够的蛋白质：用以维持生长发育、组织修复更新及正常的生理功能。③适量的脂肪：用以提供不饱和脂肪酸特别是必需脂肪酸，同时可促进脂溶性维生素吸收。④充足的无机盐、维生素：用以满足生长发育和调节生理功能的需要。⑤适量的膳食纤维：有助于肠道蠕动和正常排泄，减少肠内有害物质的存留。⑥充足的水分：用以维持体内各种生理过程正常进行。

313. 什么是膳食？

所谓膳食是指日常食用的饭菜。根据不同疾病的病理和生理需要，可以将各类食物改变烹调方法或改变食物质地而配制膳食，其营养素含量一般不变。医学上膳食的种类包括：常规膳食、特殊治疗膳食、诊断用的试验膳食和代谢膳食。

314. 常规膳食有哪些？

常规膳食包括普食、软食、半流食、流食等。

315. 普食如何配制？

普食与正常人平时所用膳食基本相同，每日三餐。主要适用于饮食不受限制、体温正常或接近正常、消化功能无障碍及恢复期患者。膳食原则应注意热量和营养素含量必须达到每日膳食供给量的标准。能量每日在2200～2600kcal，蛋白质供给为优质蛋白占40%以上。普食的食物品种应多样化，食物分配比例也应合理，通常早餐为25%～30%，中餐为40%左右，晚餐为30%～35%。

316. 软食如何配制？

软食质软、易嚼、比普食更易消化。每日供应3餐或5餐（3餐外加2餐点心）。主要适用于消化吸收能力稍弱的患者、低热患者、老年人及幼儿，以及肛门、结直肠术后患者。能量供给每天在2200～2400kcal。食物中植物纤维和动物肌纤维须切碎煮烂。因食物中可能丧失维生素和矿物质，应额外补充菜汁、果汁等。

317. 半流食如何配制?

半流食较稀软、呈半流质状态,易于嚼和消化,介于软食和流食之间。主要适用于发热患者、口腔、耳鼻咽喉和颈部手术后患者。全天能量供给为1500～1800kcal。应少食多餐,每餐间隔2～3小时,每天5～6餐。主食定量每日不超过300g。

318. 流食如何配制?

流食极易消化、含渣很少、呈流体状态。所供给能量、蛋白质及其他营养素均较缺乏,不宜长期食用。流食又分为流质饮食、浓流质饮食、清流质饮食、冷流质饮食和不胀气流质饮食。适用于高热、病情危重、术后宜进流食患者。食管肿瘤、胃肠肿瘤手术后宜进流质饮食,口腔、面部和颈部手术后因吞咽困难需鼻饲浓流质饮食。腹部手术和盆腔手术后宜进不胀气流质饮食(忌甜流质饮食)。喉部手术后宜进冷流质饮食,防止伤口出血和对咽喉部刺激。流质饮食每日供给能量800kcal,只能短期(1～2天)食用。少量多餐,每天6～7餐。不含刺激性食物及调味品。

319. 什么是膳食宝塔?

膳食宝塔是中国营养学会推荐的食谱。塔底由五谷杂粮组成,塔的中部是蔬菜和水果,塔上部是肉类、家禽、水产品、蛋类、豆类和奶制品,塔尖是盐和油脂。

食物多样 合理搭配 ⊗|2023膳食指南

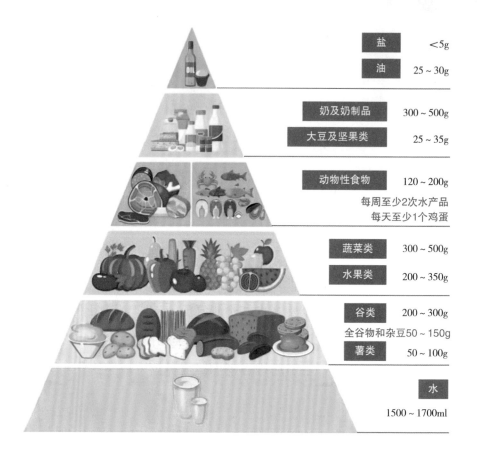

盐	<5g
油	25～30g
奶及奶制品	300～500g
大豆及坚果类	25～35g
动物性食物	120～200g
	每周至少2次水产品
	每天至少1个鸡蛋
蔬菜类	300～500g
水果类	200～350g
谷类	200～300g
	全谷物和杂豆50～150g
薯类	50～100g
水	
	1500～1700ml

320. 哪些食物具有抗癌作用?

以下食物具有抗癌作用。①谷类及杂粮：玉米、燕麦、米、小麦、黄豆。②蔬菜类：大蒜、洋葱、韭菜、芦笋、青葱、西蓝花、甘蓝菜、芥菜、萝卜、番茄、马铃薯、辣椒、甜菜、胡萝卜、芹菜、荷兰芹。③水果类：柳橙、橘子、苹果、猕猴桃。④坚果：核桃、松子、开心果、芝麻。

321. 哪些食物中可能含有致癌因素？

据目前所知，大约有50%癌症患者患病与饮食和营养因素有关，包括食品本身成分、污染物、添加剂以及食品烹饪加工不当。与这些因素有关的食品如下。

（1）腌制食品：如腌肉、咸鱼、咸菜等，这些食物中含有较多的二甲基亚硝酸盐，在人体内可以转化为二甲基硝酸铵，这是一种致癌物质，可以引起食管癌、结直肠癌等多种恶性肿瘤。

（2）烧烤食品：如人们很喜欢的烤羊肉串、烤牛排等。这些食物在烧烤时沾染了大量的碳燃烧物，而且这些食物中很多烧焦的成分都含有较多的致癌物质。

（3）熏制食物：如熏肉、熏鱼等，这些食物的制作过程类似烧烤过程，熏制使用的烟雾会使大量致癌物质附着于食物上。

（4）油炸食品：油炸食物时可产生致癌物；油炸食物时使用的油，经多次高温作用也会产生致癌物质。

（5）霉变食物：这些食物中含有黄曲霉产生的毒素，黄曲霉毒素是世界上最强的致癌物质。

322. 营养支持有什么作用？

营养支持是综合治疗不可缺少的重要组成部分。根据疾病的病理生理特点，给患者制订各种营养支持方式，以达到辅助治疗和辅助诊断的目的。可以增强机体抵抗力、促进组织恢复、改善代谢功能、纠正营养缺乏。营养支持包括饮食营养和肠内、肠外营养。

323. 肠内营养和肠外营养有什么不同？哪种方法营养好？

肠内营养系采用经口、鼻饲等方式经过胃肠消化吸收获得人体需要的营养物质。肠外营养也称静脉营养，系指经静脉将营养素输入人体内。能输入人体内的营养素有葡萄糖、氨基酸、蛋白质水解物、矿物质、微量元素、维生素和脂类等。

只要患者能进食，应尽量采用肠内营养方式给予营养。肠内营养方式完全符合机体生理消化过程。肠外营养方式尽管补充了营养以满足机体生理需求，但长期使用肠外营养，会造成肠屏障功能低下，导致感染等并发症发生。

324. 肠内营养输注方式有哪些？

肠内营养可以经过口服、鼻饲和胃、肠造瘘方式给予。

325. 肠外营养输注方式有哪些？

肠外营养是经静脉输注给予人体需要的营养物质。包括经外周静脉的肠外营养途径、经中心静脉的肠外营养途径皮下埋置导管肠外营养途径，后者可分为周围静脉置管与中心静脉置管两种途径。中心静脉置管又分为经外周穿刺置入中心静脉导管、直接经皮穿刺中心静脉置管、隧道式中心静脉置管三种方式。

326. 什么是补充性肠外营养?

补充性肠外营养是指肠内营养不足时,部分能量和蛋白质需求由肠外营养来补充的混合营养支持方式。合理的补充性肠外营养能满足患者对能量和蛋白质的需求,调整氮平衡状态,促进蛋白质合成,能有效改善患者的营养状况,降低并发症发生率,改善患者的临床结局。

327. 补充性肠外营养有什么优点和缺点?

补充性肠外营养的优点是可以提供大量的营养物质和能量,满足患者的营养需求;可以快速补充丢失的营养,减轻营养不良的程度;可以控制营养摄入量,更好地满足患者的个性化需求。但是,它也存在一些缺点,如需要静脉通路、容易出现感染、营养支持效果难以评估等。

328. 什么是营养素? 有什么功能?

营养素是用来满足机体的正常生长发育、新陈代谢和日常活动所需要的物质。包括蛋白质、脂类、碳水化合物、维生素、矿物质、膳食纤维和水。

营养素的功能是满足人体需要的能量,参与构成人体组织和器官,维持正常生长发育、新陈代谢和各种生命活动。

329. 什么是免疫营养素？

免疫营养素是指补充具有药理学作用的特殊营养素，以特定方式刺激免疫细胞，增强免疫应答功能，维持正常、适度的免疫反应，调整细胞因子的产生和释放，减轻有害或过度炎症反应，同时能保护肠屏障功能完整性而减少细菌易位的营养支持手段。

330. 有哪些营养物质具有增强免疫系统的功能？

有7种营养素可以增强免疫系统的功能，包括锌、维生素A、维生素E、硒、蛋白质、维生素C和B族维生素。

331. 这7种免疫营养素都具有哪些功效？

（1）锌是维持人体正常食欲和生长发育的重要元素，还可有效保证胸腺发育，促进细胞免疫功能，促进伤口愈合。

（2）维生素A可参与糖蛋白的合成，对于上皮的正常形成、发育与维持十分重要。

（3）维生素E是一种强效的抗氧化剂，有助于保护免疫细胞免受自由基的损害。

（4）硒是一种重要的抗氧化剂，可帮助清除自由基，增强免疫系统的功能。

（5）蛋白质是组成人体一切细胞、组织的重要成分，当蛋白质充足时，白细胞、淋巴细胞、抗体等的效能也会增强。

（6）维生素C和B族维生素可以增强免疫细胞的活性，提高免疫系统的功能。

332. 除了以上7种免疫营养素外，还有其他免疫营养素吗？

除了以上7种营养素外，还有其他一些营养素也具有增强免疫系统功能的作用。例如，ω-3脂肪酸可以增强免疫细胞的活性，减少炎症反应。另外，一些食物也含有丰富的免疫营养素，如菌菇类、海藻类、橙色蔬菜、坚果等。

333. 什么是膳食纤维？有什么作用？

膳食纤维是指来源于植物的不被小肠中消化酶水解而直接进入大肠的多糖和极少量木质素类物质。分为可溶性膳食纤维（果胶、树胶和植物多糖等）和不可溶性膳食纤维（纤维素、木质素和半纤维素等）。膳食纤维来源于谷类纤维、燕麦纤维、番茄纤维、苹果纤维、魔芋葡聚糖纤维、抗性淀粉等。

可溶性膳食纤维具有减缓葡萄糖在小肠吸收、降低血清胆固醇、延缓胃排空等生理功能。

不可溶性膳食纤维具有增加粪便的重量、刺激肠蠕动、减少粪便的平均通过时间等生理功能。

334. 摄入营养素的高低与肿瘤的发生有关吗？

摄入营养素高或低都与肿瘤的发生有关，所以需要均衡的膳食。目前已知下列营养素的高或低与一些肿瘤的发病有关。

（1）高能量饮食可致结直肠癌、乳腺癌、肝癌、胆囊癌、胰腺癌、肾癌和宫颈癌的发病率增高。

（2）高蛋白饮食可使淋巴瘤发病率增高；低蛋白饮食可使肝癌、食管癌发病率增高，而使乳腺癌的发病率降低。

（3）高脂肪饮食可致乳腺癌、肠癌、前列腺癌发病率增高，低脂肪饮食使宫颈癌、子宫癌、食管癌和胃癌发病率增高。

（4）食用过少食物纤维可致结直肠癌发病率增高，食用过多食物纤维可致胃癌和食管癌发病率增高。

（5）大量饮酒可致肝癌、口腔癌、喉癌、食管癌、乳腺癌、甲状腺癌、皮肤癌等发病率增高。

（6）维生素A缺乏可使口腔黏膜肿瘤、皮肤乳头状瘤、下颌下腺癌发病率增高。

（7）维生素B_1和维生素B_2缺乏可致肝癌发病率增高。

（8）维生素B_{12}缺乏可致胃癌和白血病发病率增高。

（9）维生素C高摄入可降低胃癌、口咽部肿瘤、食管癌、肺癌、胰腺癌和宫颈癌的发病率。

（10）维生素E缺乏会导致肺癌、乳腺癌和宫颈癌发病率增高。

（11）碘缺乏可致甲状腺癌和甲状旁腺癌发病率增高。

（12）硒摄入缺乏可致乳腺癌、卵巢癌、结肠癌、直肠癌、前列腺癌、白血病、胃肠肿瘤和泌尿系统肿瘤发病率增高。

（13）高钙、高维生素D摄入可使结直肠癌发病率降低。

（14）铁缺乏可致胃肠道肿瘤发病率增高。

（15）锌摄入缺乏可使肺癌、食管癌、胃癌、肝癌、膀胱癌和白血病发病率增高。

335. 肿瘤患者需要忌口吗？

所谓忌口是指由于治疗的需要，要求患者不吃某些食物。忌口的说法与缺乏有效的治疗方法有关。肿瘤至今还缺乏完全有效的治疗方法，因此在肿瘤治疗上，仍有多数患者重视忌口。应根据不同患者和病情而定，并非所有肿瘤患者都要忌口，而是应少食、清淡饮食，而不是伤食即不要过量饮食。

336. 加强放疗和化疗患者营养原则是什么？

接受放疗或化疗的患者加强营养支持是十分必要的。因为放化疗作用于肿瘤细胞发挥细胞毒性作用的同时也损伤正常组织和细胞，故会出现毒副反应，影响患者食欲和消化道功能而出现营养不良。因此接受放化疗的患者应加强营养，在调整营养素平衡同时，可补充抗氧化营养素，以减少毒副反应。也可补充硒和β-胡萝卜素。

337. 补品有抗肿瘤作用吗？

目前了解一些补品与抗肿瘤作用有关。

（1）冬虫夏草的主要成分是蛋白质，含有丰富的游离氨基酸、多糖、微量元素、维生素B_{12}、冬虫夏草素等。冬虫夏草具有良好的免疫调节功能，对骨髓造血功能及血小板的生成有促进作用，这对减轻放化疗的毒副反应是有好处的。

（2）香菇中提取的香菇多糖可提高免疫功能，促进白介素-2和肿瘤坏死因子的生成，提高体内超氧化物歧化酶活性，这些作用对保肝降脂、延缓衰老有益。香菇中含有一种β-葡萄糖苷酶，这种物质可促进机体的抗癌作用，因此有人把香菇说成防癌食品。

（3）灵芝中含有丰富的有机锗，对预防肿瘤有一定作用，也是良好的免疫增强剂。接受放化疗的肿瘤患者服用灵芝，可以增强骨髓细胞蛋白质及核酸的合成，保护骨髓功能，减少化疗药物及射线对骨髓的损害，从而提高细胞免疫功能及外周血中白细胞的数量。

（4）人参中含有人参皂苷、人参多糖及多种氨基酸、多肽等，可明显提高细胞免疫功能，调节机体免疫失衡状态。肿瘤患者服用人参有三大益处：一是人参皂苷、人参多糖、人参烯醇类及人参挥发油的抑瘤作用；二是人参三醇及人参二醇对X线照射引起的损伤及骨髓抑制有一定的缓解作用；三是人参有增强体质及对中晚期肿瘤患者的扶正支持作用，对维护和提高其生活质量是有益的。

（5）枸杞子提取物可促进细胞免疫功能，增强淋巴细胞增殖及肿瘤坏死因子的生成，对白介素-2也有双向调节作用。

（6）银耳具有提高机体免疫功能的效果，肿瘤患者外周血T淋巴细胞减少，活性降低，多吃银耳会提高免疫细胞的功能。

（7）海参提取物刺参酸性黏多糖注射入小鼠腹腔，对小鼠接种的肉瘤、黑色素瘤、乳腺癌等瘤株有抑制作用。对放射性损伤的小鼠骨髓有保护作用，促进造血功能，表现为骨髓有核细胞增多，脾重量上升。

（8）鳖甲可以提高细胞免疫功能，抑制肿瘤。

（9）大枣含有丰富的环磷酸腺苷以及维生素，可促进造血，提高机体免疫力。

338. 哪些蔬菜、水果具有抗癌防癌作用？

（1）大蒜素可抑制致癌物质亚硝胺在胃内的合成，大蒜含有丰富的硒和锗，是预防肿瘤的重要成分。

（2）西红柿中含有的番茄红素是一种抗氧化剂，可抑制某些可致癌物的氧化自由基，防止癌的发生。西红柿还含有谷胱甘肽，具有延迟细胞衰老、降低恶性肿瘤发病率的作用。

（3）木瓜蛋白酶有多种功能，将其注射到肿瘤组织中，有一定抑瘤作用。木瓜中所含的木瓜素可以调理脾胃，促进消化，对脾湿碍胃引起的消化不良及放化疗引起的消化道症状有一定治疗作用。

（4）卷心菜（圆白菜）含有较多的维生素E，可以提高免疫功能，增强抗病能力。此外，其还含有多种分解亚硝胺的酶，可抑制致癌物亚硝胺的致突变作用。卷心菜中含有微量元素钼，在清除致癌物的作用中，钼是重要因素之一。卷心菜属于十字花科植物，可以诱导芳烃羟化酶的活性，从而分解致癌物多环芳烃，可以降低胃癌、结直肠癌的发生。此外，其还含有多种氨基酸以及胡萝卜素、维生素C，可提高细胞免疫功能，对肿瘤患者、年老体弱者及多数慢性病患者都很有好处，是欧美餐桌上"主菜"之一。

（5）山楂中提取的黄酮类化合物具有较强的抗肿瘤作用，多酚类化合物可阻断致癌物黄曲霉毒素的致癌作用，从而防止实验性肝癌的形成。山楂有一定的补益作用，还可增强T淋巴细胞的免疫功能，延长荷瘤小鼠的生存期。

（6）大枣含有丰富维生素可提高机体免疫力。

（7）甘蓝中含有吲哚、萝卜硫素、异硫氰酸盐等。萝卜硫素抗癌效力最强，异硫氰酸盐具有阻断和抑制肿瘤发生的作用。而且它们还可诱导解毒酶，并可抑制细胞癌变发展。吲哚及其衍生物对癌形成有抑制作用。

（8）红薯含有丰富的β-胡萝卜素，是一种有效的抗氧化剂，有助于清除体内的自由基，具有抗癌功效。另外，红薯是高纤维素蔬菜，对防治结直肠癌有显著功效。红薯还是理想的减肥食品，它含热量非常低，只是一般米饭的1/3，因含有丰富的纤维素和果胶具有阻止糖转化为脂肪的特殊功能。

（9）南瓜中含有一种可分解致癌物亚硝胺的发酵素，可以消除亚硝胺致癌作用，减少消化系统癌症发生。

（10）无花果中的活性成分能抑制癌细胞的蛋白质合成，使癌细胞失去营养而死亡。具有抗癌、防癌、增强人体免疫功能的作用。

（11）酸梅可增强白细胞的吞噬能力，提高机体免疫功能，有一定的抗肿瘤作用。

（12）苹果有很强的抗氧化能力，防止自由基对细胞的损伤，具有防癌作用。

（13）茄子是癌症的"克星"。它有防止癌细胞形成的作用。茄子中提取的龙葵素可治疗胃癌、唇癌、宫颈癌等。

（14）芦笋含有特别丰富的组织蛋白，可以防止癌细胞扩散和抑制癌细胞生长。

（15）芹菜含有丰富的抗氧化剂，且颜色越深，抗癌效果越强。芹菜还有降血压作用。芹菜含有大量纤维素，可预防结直肠癌。

（16）菠菜含有β-胡萝卜素和叶绿素，它们多具有抗氧化作用，可预防癌症发生。

339. 肿瘤患者营养不良常见症状有哪些？如何解决？

最常见症状是食欲减退，还可有味觉迟钝、口干、吞咽困难、腹胀、便秘、腹泻和肿瘤恶病质状态等。

食欲减退可通过心理调整和改进食物加工方法来减轻症状。

味觉迟钝者可少量多餐，多食水果、蔬菜，增加食物色泽和香味。

吞咽困难者，如症状不严重，可进软食，但不要进流食，以免造成食物吸入呼吸道。症状严重者，可采用管饲或肠外营养。

出现腹胀者，可少食多餐，餐后多活动，避免吃产气食物。

便秘与食入膳食纤维少、活动减少和使用麻醉药物有关。应多食纤维类水果、蔬菜。

腹泻因化疗、腹部放疗或肠道手术所致。应调整饮食，吃含纤维素多的食物，少吃刺激性食物。

恶病质是肿瘤晚期表现，应改善患者营养方式，提高生活质量。

340. 癌症预防和患癌后如何营养？

大量研究证明，饮食与癌症密切相关。健康的饮食在一定程度上可以预防疾病的发生，包括癌症。那么关于癌症预防和患癌后如何营养，建议丰富饮食，而不是迷信某一种或几种食物，否则会出现营养素的缺乏。

饮食原则为：五谷杂粮，肉蛋奶菜，花样丰富，均衡膳食。具体参照中国营养学会推荐的膳食指南：①食物多样，谷类为主，粗细搭配。②多吃蔬菜、水果和薯类。③每天吃奶类、大豆或其制品。④常吃适量的鱼、禽、蛋和瘦肉。⑤减少烹调油，吃清淡少盐膳食。

341. 如何选择富含营养素的食物？

对于癌症预防或保健，推荐多吃新鲜蔬菜和水果。蔬菜、水果中不但含有丰富的抗氧化剂，如类胡萝卜素、维生素C、维生素E等，还含有植物化学物质，包括萜类化合物、有机硫化合物、类黄酮、植物多糖等（表1）。这些植物化学物质具有抗氧化、调节免疫力、抑制肿瘤等作用。有充分证据表明蔬菜和水果能降低口腔、咽、食管、肺、胃、结直肠等癌症的发病风险。

表1　常见维生素、微量元素、宏量元素含量丰富的食物表

食物来源	营养素
鲜枣、柑橘类、刺梨、木瓜、草莓、芒果、西蓝花	维生素A
动物肝脏、甘薯、胡萝卜、菠菜、芒果	维生素B_1
猪里脊肉、绿茶、糙米、花斑豆、烤土豆	维生素B_2
玉米、紫米、黑米、大麦、菠菜、鸡肉、鲑鱼	维生素B_3
鸡肉、金枪鱼、牛肉、花生	维生素B_{12}
牡蛎、螃蟹、牛肉、鲑鱼、鸡蛋	叶酸
菠菜、橘子、莴苣、生菜	维生素D
蛋黄、动物肝脏、鱼类、强化牛乳	维生素E
坚果类、植物油类、鹅蛋黄、木瓜	铁
猪肝、鸡肝、牡蛎、牛肉、什锦豆类	硒

食物来源	营养素
坚果、猪肾、金枪鱼、牛肉、鳕鱼	锌
牡蛎、小麦胚粉、山核桃	钙
酸奶、奶酪、牛奶、沙丁鱼、豆干、黑芝麻	钾
香蕉、黑加仑、龙眼、小麦胚粉、豆类、干银耳、紫菜	

342. 营养素与常见肿瘤预防的关系？

（1）食管癌：饮食中添加维生素C、维生素B_2及微量元素如硒，硒可使食管癌的发病率下降67%。

（2）胃癌：水果、蔬菜中的维生素、黄酮类和异黄酮类可抑制胃癌生长；绿茶中的茶多酚可抑制亚硝基化合物的产生，有抗胃癌的作用。

（3）结直肠癌：高蛋白、高脂肪饮食人群结直肠癌的发病率是正常人群的6倍，高纤维素摄入（尤其是十字花科蔬菜）可降低发病风险。

（4）乳腺癌：饱和脂肪酸增加乳腺癌的风险，反之单链不饱和脂肪酸可降低乳腺癌的风险；纤维素对乳腺癌有抑制作用，少食纤维素的女性乳腺癌患病率明显增加。

（5）宫颈癌：血液中的维生素A和β-胡萝卜素循环浓度增加（可使50%以上的高危型HPV-DNA量降低），降低宫颈癌发病。

（6）前列腺癌：番茄中含有抗氧化剂——番茄红素摄入量大的人可降低16%前列腺癌的患病风险。

（7）口腔癌：维生素A、维生素C、维生素E和微量元素锌和硒有防止黏膜萎缩和口腔癌发生的作用。

四、复查与预后篇

343. 结直肠癌患者治疗后为什么要进行定期随诊？

根治性手术后的结直肠癌患者，其中30% ～ 50%会出现复发，复发可能是局部的，区域性的或转移，或者三者均有。定期随诊可以监测术后情况，早期发现复发、转移的肿瘤或再发的肿瘤，以便争取提高再行根治性手术的概率或尽早进行临床干预，提高治愈概率。

344. 对结直肠癌术后患者随诊的目的有哪些？

随诊目的如下：①早期发现肿瘤的复发病灶及异时性多原发癌。②处理术后并发症。③评价首次治疗效果。④使患者放心、消除疑虑，改善生活质量，提高生存率。

345. 对结直肠癌患者随访及复查哪些内容？

结直肠癌目前还没有统一的随访方案，一般临床上常用的方案为：①术后2年内每3个月复查1次，尤其是第一次复查应在术后3个月进行，可作为以后随诊对比的资料。随诊应包括：病史、查体、血清癌胚抗原（CEA）、CA19-9、血常规、肝肾功能检查，便潜血检查，胸腹盆腔增强CT、直肠MRI（如原发肿瘤为直肠）。②首次在半年内复查结肠镜，其后每年进行1次结肠镜检查，以便发现异时性多原发结直肠癌或吻合口复发。③术后2 ～ 5年，随诊可延长至每6个月1次，术后5年后可每年1次。

346. 结直肠癌患者的预后如何？

根治性手术后的结直肠癌患者，其中30%～50%会出现肿瘤复发，复发可能是局部的、区域性的或远处转移，或者三者均有。

术后2年内是复发率最高的时期，复发者80%～90%发生在术后2～3年以内，仅5%发生在术后5年以上。复发和转移早期常是孤立的，如能完全切除，仍有25%～40%可以治愈。

常见的复发部位包括原手术部位（吻合口）、其余的肠管、区域淋巴结、腹腔和盆腔。常见的远处转移部位包括肝、肺、腹膜，而骨骼和脑少见。

347. 影响结直肠癌患者预后的主要因素有哪些？

在诸多影响结直肠癌预后的因素中，肿瘤分期最为重要。其他因素包括性别（女性好于男性）、年龄（老年人好于年轻人）、病理组织学类型和分化程度（分化程度越低，恶性度越高，预后越差，或者含有黏液腺癌或印戒细胞癌成分预后更差）、癌基因与抑癌基因表达等，如KRAS、NRAS、BRAF基因突变型较野生型预后更差。还有错配修复基因缺陷（dMMR），即微卫星高度不稳定（MSI-H）和高TMB型预后要好很多。另外，结直肠癌患者是否及时、正规接受了根治性手术、化疗、放疗等治疗也是影响预后的重要因素。

348. 直肠癌术后局部复发有哪些临床表现?

直肠癌的局部复发主要表现为:排便规律、排便性状改变,如再出现血便、黏液血便或脓血便、腹泻、排便次数增多或排便困难、便条变细;骶神经丛刺激症状,如会阴部、骶尾部疼痛坠胀感,并可向臀部或下肢放射;直肠指检可及肿块;会阴部肿胀、肿块;肿瘤侵及膀胱和前列腺时出现尿频、尿急、血尿等症状。

349. 直肠癌手术后局部复发的治疗手段有哪些?

(1)各种形式的手术治疗,如吻合口复发后的腹会阴联合切除术;会阴或盆腔肿块的局部扩大切除术;同时切除盆腔受侵脏器(子宫、阴道、膀胱、前列腺等)的后盆腔切除术或全盆腔切除术;解决梗阻的结肠造口术等。目前,大多数医生主张在先做放疗和/或化疗后再手术切除。

(2)盆腔放疗。

(3)化疗。

(4)其他:如盆腔介入治疗、射频治疗、粒子植入等。

五、预防篇

350. 哪些人群更应该接受结直肠癌筛查?

（1）45岁以上的人群：这是结直肠癌的高发年龄段，应该更加关注结直肠健康，定期进行结直肠癌筛查。

（2）家族中有结直肠癌患者的人群：家族中有结直肠癌患者的人群有遗传倾向，应该更加重视结直肠癌的预防和筛查。

（3）长期患有慢性肠炎、溃疡性结肠炎等疾病的人群：这些疾病可能增加结直肠癌的发病风险，应该更加关注结直肠健康，定期进行结直肠癌筛查。

（4）存在不良生活习惯的人群：如长期高脂肪、低纤维、少运动的饮食和生活习惯，以及吸烟、饮酒等不良嗜好，可能增加结直肠癌的发病风险，应该更加重视结直肠癌的预防和筛查。

（5）胆囊切除10年以上的人群。

总之，任何年龄段的人都应该重视结直肠癌筛查，而高危人群更应该加强筛查的频率和力度，以降低结直肠癌的发病风险。

351. 什么是结直肠癌的筛查?

筛查是用快速实验、检测的方法对未被发现的疾病或缺陷作出可能与该疾病有关的推断。筛查的目的有三个方面：①早发现、早诊断、早治疗。②研究疾病的自然史。③发现处于高危状态的地区或人群。

肿瘤筛查是通过特定的筛查方式对社区的"健康"人群进行定期和不定期的检查，发现可疑者或肿瘤患者。通过早期发现、早期诊断和早期治疗，使患者获得较好的预后和生存，是肿瘤二级预防的重要手段之一。具体在结直肠癌的筛查中，其目的则为在可以治疗或治愈的阶段发现结直肠癌，提高结直肠癌的早诊早治率。

352. 目前我国结直肠癌早期筛查常用什么方法？

（1）便潜血试验：是一种简单的检测方法，通过检测粪便中是否存在微小的潜血来判断结直肠是否存在问题。阳性结果可能需要进一步行结肠镜检查。

（2）结肠镜检查：是一种直接观察结肠和直肠内部的方法。在这个过程中，医生使用一种称为结肠镜的柔软管，通过肛门进入直肠和结肠，可以检查肠壁的异常情况，包括息肉和肿瘤。结肠镜不仅可以用于筛查，还可以进行活检和切除异常组织。

（3）CT仿真内镜检查：也被称为虚拟结肠镜检查，是一种使用CT扫描来生成结肠影像的方法。它可以提供高分辨率的结肠图像，但不能进行直接活检。

（4）双对比钡餐透视：患者会喝下含有钡的液体，然后通过X线检查。这种方法在检测结直肠息肉和其他异常情况方面比较有效。

（5）结直肠癌标志物检查：检测血液中的特定标志物，如癌胚抗原（CEA），这些标志物在结直肠癌患者中可能升高。

（6）基因检测：对一些家族性结直肠癌的高风险个体，特别是有家族史的患者，可以进行基因检测，以确定是否携带结直肠癌相关基因突变。

（7）粪便DNA检测：这是一种新兴的筛查方法，可以通过分析粪便中的DNA来检测结直肠癌的迹象。

筛查的具体方法会因个体情况、家族史和医学建议而异。一般来说，对于50岁及以上的人群，医生通常建议定期进行结直肠癌筛查。对于有家族史或其他高风险因素的人，筛查可能需要提前开始或更频繁进行。选择合适的筛查方法应该由医生根据患者的情况和病史来决定。

353. 便潜血试验在结直肠癌筛检和早期诊断中的临床意义是什么？

便潜血试验是一种简单易行的方法，可以初步筛查是否存在消化道出血的情况，对于结直肠癌筛检和早期诊断具有一定的临床意义，是一种比较简单、经济、无创、行之有效的检查方法，对结直肠癌的筛查和早期诊断有不可替代的作用。但仅有50%结直肠癌和30%结直肠腺瘤患者便潜血试验阳性。便潜血试验免疫法特异性高，为提高便潜血检查的准确性和阳性检出率，应在粪便各处多点采样后统一由化验人员进行免疫法便潜血检查，共检测2次，每次间隔1周。具体来说，便潜血试验可以作为结直肠癌筛查的一种初筛手段，早期发现消化道出血的情况，以便及早进行结肠镜检查和诊断，从而提高早期诊断和治疗率，降低死亡率。同时，便潜血试验还可以用于消化道肿瘤的随访和监测，及时发现肿瘤复发的迹象，为患者提供更好的治疗和管理方案。因此，便潜血试验对于结直肠癌的预防和早期诊断具有重要意义。

六、结直肠癌知识篇

354. 结直肠位于身体的哪个部位？

（1）结肠：是介于回肠和直肠之间的一段大肠，按其行程和部位分为升结肠、横结肠、降结肠和乙状结肠四部分，总长130～150cm。升结肠起始于回盲部，上行至肝右叶下方移行为横结肠，移行所形成的弯曲称为结肠肝曲，横结肠由结肠肝曲开始，至脾前端下极处延续为降结肠，弯曲处称为结肠脾曲。降结肠始于结肠脾曲，向下延续为乙状结肠。乙状结肠向下延续于直肠，呈乙状弯曲降入盆腔。

（2）直肠：位于盆腔后部，向上接乙状结肠，向下穿盆膈延续为肛管。如图1所示。

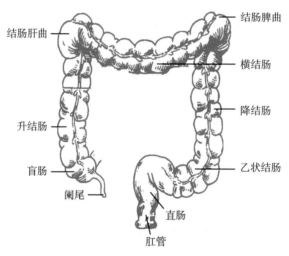

图1　结直肠解剖示意

355. 世界范围内及我国结直肠癌的发病率是什么样的？

结直肠癌是最常见的恶性肿瘤之一。2020年数据显示，世界范围内结肠癌占所有新发恶性肿瘤的10.2%，仅次于肺癌（11.7%）和乳腺癌（11.4%）。其发病率排位在男性中占第五位，女性占第二位，死亡病例相当于发病数的一半。在过去几十年中，随着我国社会经济的快速发展，我国肿瘤疾病谱也悄然发生变化。结直肠癌的发病率正逐年升高。上海、北京等大城市的发病率增速甚至已经远超西方国家。我国结直肠癌的发病年龄多在40～60岁，高峰在50岁左右，但30岁以下的结直肠癌患者并不少见。结直肠癌的中位发病年龄在中国比欧美提前约10年，且年轻患者比欧美多见。

356. 什么是肿瘤？

肿瘤是机体在各种致瘤因素作用下，局部组织的细胞异常增生而形成的新生物，常表现为局部肿块。肿瘤细胞具有异常的形态、代谢和功能。肿瘤常呈持续性生长。根据肿瘤对人体的危害程度将其分成三大类：良性肿瘤、交界性肿瘤及恶性肿瘤。良性肿瘤多数是静止状态或缓慢增长，不造成对周围正常组织和器官的侵害，被切除后一般不复发。恶性肿瘤则具有生长迅速、侵袭性、转移性等生物学特性，治疗过程中仍然难以避免复发和广泛转移，危害健康，最终危及生命。交界性肿瘤的各种特性介于良性和恶性肿瘤之间。

357. 肿瘤是怎样命名的？

肿瘤是依据生长部位、组织起源和生长特性等方面综合命名的。良性肿瘤的命名一般是"生长部位＋起源＋瘤"，如子宫平滑肌瘤、大腿脂肪瘤等。其次，根据生长方式还可以命名为"乳头状瘤、腺瘤、囊腺瘤"等，如直肠管状绒毛状腺瘤。恶性肿瘤主要有两种命名方式，上皮来源的称为"癌"，间叶来源的称为"肉瘤"。另外还有一些特殊的命名方式，起源于胚胎组织或未成熟组织的恶性肿瘤，称为"母细胞瘤"，如肾母细胞瘤、视网膜母细胞瘤等。但也有少数良性肿瘤以"母细胞瘤"的名称命名，如骨母细胞瘤等。也有一些肿瘤使用专有名词命名，如霍奇金淋巴瘤、血管免疫母细胞性T细胞淋巴瘤，它们都是恶性淋巴瘤大分类中的不同类型。随着人们对肿瘤认知的不断深入，肿瘤定义和命名的概念还在继续更新。某些肿瘤因其组织学形态或生物学行为等特征难以准确表述而被定义为"恶性潜能未定"，其含义和意义在于提示它是一类具有不确定行为和预后的肿瘤，需要引起医患双方的共同重视，治疗后仍应定期随访。

358. 什么是癌症？

世界卫生组织对癌症的定义如下：癌症是一大类疾病的总称，可以影响身体的任何部位。癌症的一个决定性特征是快速生长的异常细胞，这些细胞的生长超出其通常的边界，可以侵入身体的相邻部位并扩散到其他器官；后一个过程称为转移。广泛的转移是癌症死亡的主要原因。肿瘤和恶性肿瘤是癌症的其他常见名称。恶性肿瘤中绝大部分发生在上皮组织，病理学称其为癌，而少部分来源于间叶组织，如脂肪、肌肉、纤维组织等，病理学称其为肉瘤，还有些恶性肿瘤来源于造血细胞、淋巴细胞等，病理学称其为白血病、淋巴瘤等。

359. 什么是转移？

　　肿瘤从最初形成的地方扩散到身体另一个部位称为转移。转移性肿瘤与原发性癌症具有相同的名称和相同类型的癌细胞。例如，在肺部形成转移性肿瘤的乳腺癌是转移性乳腺癌，而不是肺癌。在显微镜下，转移性癌细胞通常看起来与原始癌症的细胞相同。此外，转移性癌细胞和原发癌症细胞通常具有一些共同的分子特征。在某些情况下，治疗可能有助于延长转移性肿瘤患者的生命。在其他情况下，转移性肿瘤治疗的主要目标是控制癌症的生长或缓解其引起的症状。转移性肿瘤会对身体功能造成严重损害，大多数死于癌症的人死于转移性肿瘤。

360. 什么是肿瘤的分化？

　　原始组织、幼稚细胞逐渐发育成为成熟组织和细胞的过程称为分化，是细胞为了完成它们的正常功能而发育成熟的过程。人体正常细胞是成熟和高度分化的形态和功能状态，而肿瘤细胞往往是幼稚的形态和功能状态。肿瘤分化的概念一般是用以表述肿瘤细胞趋向成熟的程度，即描述了癌细胞看起来与它们来自的正常组织相似的程度。细胞看起来和正常越接近，癌症的侵袭性越小，生长和扩散越慢。反之，细胞看起来越异常，癌症的侵袭性越强，生长和扩散的速度越快。病理学应用肿瘤的分级表述肿瘤的分化程度。描述肿瘤分级的系统因肿瘤类型而异。大多数肿瘤分为X、1、2、3或4级。X级：无法评估等级（未确定等级）；1级：分化良好（低级）；2级：中度分化

（中级）；3级：低分化（高级）；4级：未分化（高级）。一般来说，肿瘤组织分化程度越低，恶性度越高。结直肠癌是肠黏膜上皮来源的肿瘤，其分化程度的判断根据是肿瘤形成腺样结构的癌组织所占的百分率，腺管成分大于95%为高分化，50%～95%为中分化，5%～50%为低分化，腺管结构占肿瘤比例小于5%为未分化。

361. 什么是增生和异型增生？

细胞数目增加，称为增生。当组织内的某种细胞比正常时增殖得快并且有多余的细胞积聚时，就会发生增生，而细胞形态和组织结构在显微镜下看起来仍然正常。增生由多种因素或条件引起，可以是正常的生理现象，也可以是炎症刺激引起的病变，或者是肿瘤的表现。异型增生是一种比增生更严重的病变。异型增生中不仅有细胞数目增加，而且细胞形态异常，组织结构也会发生变化。所谓的细胞形态异常是指病变内细胞的形态与正常细胞有一定差异。一般来说，细胞和组织看起来越异常，癌症形成的机会越大。异型增生通常分成两级，分为低级别和高级别。低级别可见于炎症刺激引起或肿瘤性病变，而高级别常见于肿瘤发生的前期情况，必要时需临床干预。

362. 检查发现肠道里有一个肿块，是不是得了结直肠癌呢？肠道里的肿块做手术切除了，为什么还要做病理学检查呢？

肠道的肿块可能是炎性病变，也可能是肿瘤。可能是良性肿瘤，也可能是恶性肿瘤。临床医生会根据影像学结果、临床表现、肉眼所见做出初步的倾向性诊断，如要明确诊断需要取出一部分肿块组织进行病理学检查。手术前取出一部分肿块组织做病理学检查称为活检，目的是明确肿块的性质，是良性、恶性或者是炎性。活检组织还可以通过病理免疫组化或分子检测明确肿瘤分子改变以便协助临床医生决定如何治疗。手术切除了病变的肠管和周围组织后，还需要通过病理学检查得到更多的信息，如肿块的大小、组织类型，累及肠壁的哪层结构，和周围组织的关系，淋巴结有没有转移，肿瘤切除是不是彻底，切缘是否干净等以决定肿瘤病变的严重程度，并且是临床医生制订术后进一步治疗方案以及判断患者预后的主要依据。

363. 结直肠癌对肠壁的结构有什么影响？和结直肠癌的严重程度有关系吗？

肠壁的结构从内向外分为四层：黏膜层、黏膜下层、固有肌层、浆膜层。结直肠癌首先发生于最内层的黏膜层，并向外层浸润性生长，破坏肠壁的结构。癌组织侵犯到肠壁哪一层决定了肿瘤 TNM 分期中的 T 分期。肿瘤侵至黏膜下层为 T_1 期，侵至肌层为 T_2 期，侵至浆膜下或肠周脂肪为 T_3 期，侵透浆膜或累及周围其他器官为 T_4 期。

364. 什么叫脉管瘤栓？

正常组织中会有淋巴管或血管结构，统称为脉管。如果癌组织位于淋巴管或血管内，就称为脉管瘤栓。瘤栓通常较小，一般在显微镜下才可见到，有脉管瘤栓表明癌组织具有血行转移或淋巴结转移的可能，可能存在潜在的转移灶。

365. 什么是肿瘤出芽？肿瘤出芽的临床意义是什么？

根据肿瘤出芽国际共识，肿瘤出芽的定义是单个或不超过4个肿瘤细胞组成的细胞巢，一般出现在肿瘤浸润最深处。肿瘤出芽是pT_1期结直肠癌淋巴结转移独立预测因素以及Ⅱ期结直肠癌独立预后预测因素，因此要作为规范在结直肠病理报告中体现。

366. 什么是错配修复缺陷/微卫星不稳定？有何临床意义？如何进行检测？

微卫星是一种DNA短串联重复序列，肿瘤中某一微卫星由于重复单元的插入或缺失而造成的微卫星任何长度的改变称为微卫星不稳定。微卫星不稳定是肿瘤中与DNA错配修复缺陷相关的基因组不稳定性的形式，在多种肿瘤组织中均有一定的发生率，特别是结直肠癌、子宫内膜癌、胃癌等发生率较高。目前国内外指南推荐对结直肠癌所有样本（包括活检、局部切除、根治性手术样本、转移性结直肠癌手术/活检样本）进行错配修复缺陷/微卫星不稳定检测。其检测的主要临床意义在于对林奇综合征的筛选和结直肠癌对于免疫检查点抑制剂［如抗程序性死亡受体-1（PD-1）/程序性死亡受体-配体1（PD-L1）抗体］治疗疗效的预测。临床上优选免疫组化检查检测错配修复蛋白状态或用多重荧光PCR＋毛细管电泳法检测微卫星不稳定性。

367. 什么叫T_1期结直肠癌？有哪些主要的治疗方式？哪些病理因素提示需进行根治性手术治疗？

T_1期结直肠癌指癌组织浸润结肠黏膜下层，未累及固有肌层。T_1期结直肠癌可通过内镜下切除或根治性手术切除治疗。T_1期结直肠癌有一定比例的淋巴结转移，临床和内镜检查结果考虑为T_1期结直肠癌的患者可先进行内镜下切除，再根据切除后病理学检查结果决定是否有较高的淋巴结转移风险，而需进一步行根治性手术。参考的病理学危险因素包括：

（1）垂直切缘阳性。

（2）垂直切缘阴性，但出现如下情况之一：①黏膜下浸润深度≥1000μm。②淋巴管血管侵犯。③低分化腺癌、印戒细胞癌和黏液腺癌。④肿瘤浸润最深处的2级或3级（高级别）的肿瘤出芽。但近年来的研究结果显示：仅有黏膜下浸润深度≥1000μm这一个危险因素，而没有其他病理学危险因素时，淋巴结转移率很低，因此还需要充分考虑其他因素，包括患者的生理和心理社会背景以及患者的意愿，并应与临床医生充分讨论是密切随诊还是做根治性手术。

368. 术后做了病理学检查就能知道肿瘤是不是已经扩散了吗？

肿瘤的扩散包括局部侵袭或区域的淋巴结转移和其他器官的远处转移。局部的转移病灶如局部淋巴结在切除肿瘤病灶时会同时切除，术后病理可以检查到。病理学检查还能提供潜在转移的依据，如存在脉管瘤栓。远处的转移病灶主要靠影像学检查发现，如果可疑的远处转移病灶被切除，就可以通过病理学检查来证实。

369. 什么叫切缘？结直肠癌手术会有哪些切缘？

切缘是手术时要切除的组织与体内组织离断时形成的，结直肠癌的手术切缘包括切除肠管两端的切缘（结肠切缘、回肠切缘、直肠切缘）和肠系膜切缘。有些肠管，如直肠下1/3，还有环周切缘（器官表面非腹膜覆盖区的手术离断面），若手术标本带肛周，还有肛门皮肤切缘。切缘是否有肿瘤浸润是临床医生判断肿瘤是否完全切除干净和决定术后采用辅助治疗的评价依据之一。

370. 结直肠癌的组织病理学种类有哪些？

结直肠癌泛指发生于回盲部、升结肠、横结肠、降结肠、乙状结肠及直肠的恶性肿瘤。上皮来源的肿瘤称为癌，其中最常见的为管状腺癌，其余种类包括腺瘤样腺癌、黏液腺癌、印戒细胞癌、腺鳞癌、髓样腺癌、锯齿状腺癌、神经内分泌癌、未分化癌等。非上皮来源的主要包括胃肠道间质瘤、平滑肌肉瘤、血管肉瘤、恶性黑色素瘤及恶性淋巴瘤等。

371. 什么是TNM分期？

TNM分期是目前国际上最为通用的恶性肿瘤分期系统。由美国癌症联合委员会（AJCC）和国际抗癌联盟（UICC）联合修订，广为

六、结直肠癌知识篇

临床医生接受，业已成为标准的恶性肿瘤分期方法。一般来讲，Ⅰ期肿瘤通常是肿瘤早期，预后较好。而分期越高，则意味着病情越严重，肿瘤越晚期。

372. TNM 分期中的英文缩写是什么含义？

TNM分期中，T是肿瘤一词的英文首字母，代表肿瘤原发灶的情况。随肿瘤体积和邻近组织受累范围的增加，依次用$T_1 \sim T_4$来表示。N是淋巴结的首字母，代表区域淋巴结的受累情况。淋巴结无转移时，用N_0表示。随着淋巴结转移数目的增加，依次用$N_1 \sim N_3$表示。M是转移的首字母，代表肿瘤出现远处转移，通常指血行转移。没有远处转移者用M_0表示，有远处转移者用M_1表示。在此基础上，根据T、N、M三者的组合划分出特定分期。

373. 什么是临床分期？

根据首次治疗前的检查资料进行的肿瘤评价称为临床分期。这些检查资料包括体格检查、影像学检查、内镜检查、组织活检和手术探查等。临床分期在进行任何正式治疗前就应确定下来，并且不根据随后所获得临床检查结果再进行改动。在肿瘤治疗中，临床分期对选择和评价初次治疗方案十分重要。

374. 什么是病理分期？

病理分期是通过手术切下来的肿瘤标本进行病理组织学检查，证实肿瘤的侵袭范围，并结合术前影像学检查作出的分期。病理分期是对临床分期的进一步确认，如果临床分期与病理分期有差异，则以病理分期为准。病理分期确定了肿瘤的侵袭范围，是制订术后治疗方案的基础。如果病理学检查发现肿瘤侵及淋巴结、邻近器官等，提示手术后容易出现局部复发或远处转移，因此，医生们一般会考虑手术后加用化疗、放疗等。当然，也可以根据病理分期的结果，大致推断治愈率的高低，医生同时根据病理分期建议患者治疗后需要采取的随访方案等，病理分期的标准与临床分期标准是一样的。

375. 结直肠癌的分期是什么样的？

癌症分期手册（AJCC）第8版的结直肠癌TNM分期标准见表2。

癌症分期手册（AJCC）第8版的结直肠癌TNM分期见表3。

表2　癌症分期手册（AJCC）第8版的结直肠癌TNM分期标准

原发肿瘤（T）

T_x　原发肿瘤无法评估

T_0　无原发肿瘤的证据

Tis　原位癌：局限于上皮内或侵犯黏膜固有层

T_1　肿瘤侵犯黏膜下层

T_2　肿瘤侵犯固有肌层

T_3　肿瘤穿透固有肌层到达浆膜下层，或侵犯无腹膜覆盖的结直肠旁组织

T_{4a}　肿瘤穿透脏腹膜

T_{4b}　肿瘤直接侵犯或粘连于其他器官或结构

区域淋巴结（N）

N_x　区域淋巴结无法评估

N_0　无区域淋巴结转移

N_1　1～3枚区域淋巴结转移

N_{1a}　1枚区域淋巴结转移

N_{1b}　2～3枚区域淋巴结转移

N_{1c}　浆膜下、肠系膜、无腹膜覆盖结肠/直肠周围组织内有肿瘤种植，无区域淋巴结转移

N_2　4枚或以上区域淋巴结转移

N_{2a}　4～6枚区域淋巴结转移

N_{2b}　7枚或以上区域淋巴结转移

远处转移（M）

M_0　无远处转移

M_1　有远处转移

M_{1a}　远处转移局限于单个器官（如肝、肺、卵巢、非区域淋巴结），但没有腹膜转移

M_{1b}　远处转移分布于一个以上的器官

M_{1c}　腹膜转移有或没有其他器官转移

表3　癌症分期手册（AJCC）第8版的结直肠癌TNM分期

结直肠癌TNM分期

T	N	M	分期组合
Tis	N_0	M_0	0
T_1/T_2	N_0	M_0	I
T_3	N_0	M_0	ⅡA
T_{4a}	N_0	M_0	ⅡB
T_{4b}	N_0	M_0	ⅡC
T_1/T_2	N_1/N_{1c}	M_0	ⅢA
T_1	N_{2a}	M_0	ⅢA
T_3/T_{4a}	N_1/N_{1c}	M_0	ⅢB
T_2/T_3	N_{2a}	M_0	ⅢB
T_1/T_2	N_{2b}	M_0	ⅢB
T_{4a}	N_{2a}	M_0	ⅢC
T_3/T_{4a}	N_{2b}	M_0	ⅢC
T_{4b}	N_1/N_2	M_0	ⅢC

结直肠癌TNM分期			
T	N	M	分期组合
任意T	任意N	M_{1a}	ⅣA
任意T	任意N	M_{1b}	ⅣB
任意T	任意N	M_{1c}	ⅣC

376. 什么是家族性腺瘤性息肉病?

是因*APC*基因突变所致的一种常染色体遗传病,包括经典的家族性腺瘤性息肉病、Gardner综合征、Turcot综合征、轻表型家族性腺瘤性息肉病、遗传性扁平息肉综合征、遗传性侵袭性纤维瘤等疾病,由这些疾病恶变来的结直肠癌占所有结直肠癌的1%～2%。

其中最常见的是经典的家族性腺瘤性息肉病。可以有多系统的广泛表现,特征性表现为多发性结直肠腺瘤性息肉,一般多于100枚,最多可达数千个,密布于结直肠黏膜。若息肉数目少于100个,有家族史也可确诊。如不治疗,息肉的恶变率几乎100%,有报道其中位恶变年龄35～40岁。可伴有肠外表现,包括:上消化道息肉,如胃、十二指肠、胆道息肉;眼、软组织和骨骼表现,如先天性视网膜色素上皮增生、下颌骨骨瘤等;结直肠外肿瘤,如甲状腺癌、十二指肠癌、中枢神经系统肿瘤、膀胱癌、胆囊癌、肾上腺癌等。

377. 家族性腺瘤性息肉病如何治疗?

手术是治疗家族性腺瘤性息肉病的首选和最有效的方式。但其治

六、结直肠癌知识篇

疗的最佳时机和年龄目前存在争论。有人认为预防性手术应在20岁之前进行，但应该个体化对待。对息肉密集，数量多于1000个，或单个息肉大于1cm或已怀疑息肉恶变者，应在诊断后尽快手术；对不愿立即接受手术者，应严密监测，定期接受结肠镜检查，以免延误治疗，发生癌变，治疗时间最好不要超过30岁。术式有以下几种：全结肠切除，回肠直肠吻合术；全结肠切除，直肠黏膜剥除，回肠储袋肛门吻合术；全结直肠切除，回肠储袋肛管吻合术；全结肠直肠切除，回肠造瘘术。各种术式各有优缺点和适应证，可以根据具体情况个体化应用，但原则是尽可能切除所有的息肉，并保留器官功能。

378. 什么是遗传性非息肉病性结直肠癌？

这是一种常染色体显性遗传的家族性肿瘤综合征。其特点是：具有明显的家族性聚集现象，一个家族中有两个或两个以上患者发病；息肉往往单发，数量不多；结直肠癌是最突出的临床表现，来源于息肉恶变，多见于右半结肠，发病年龄低，同时性或异时性结直肠癌发病率高，但预后与散发性结直肠癌比相对较好；常发生肠外恶性肿瘤，如子宫内膜癌、胃癌、卵巢癌、胰腺癌、肾盂癌、皮肤癌、膀胱癌、淋巴与造血系统肿瘤等。

379. 遗传性非息肉病性结直肠癌怎么治疗？

对诊断明确的遗传性非息肉病性结直肠癌应该按照肿瘤的根治原则，施行手术治疗。因为术后再发生结直肠癌的概率高，术式一般主张行全结直肠切除术。对肿瘤特异发生于结肠的遗传性非息肉病性结直肠癌可行全结肠切除、回直肠吻合术，对肿瘤特异发生于直肠的遗传性非息肉病性结直肠癌可行直肠切除、结肠肛管吻合术，但这两种术式都没有完全消除结直肠癌发生的可能性，所以全结直肠切除、回肠肛管吻合术得到越来越多的应用。

380. 什么叫多原发结直肠癌？

多原发结直肠癌是指同时性或异时性发生于结直肠两个或两个以上相互独立的原发性浸润性癌灶，这些癌灶可以位于不同肠段，也可以位于同一肠段，但不包括家族性息肉病或溃疡性结肠炎患者的多原发癌。

在6个月以内发现的两个或以上原发癌灶称同时性多原发结直肠癌；6个月以上发现的两个或以上的原发癌灶称异时性多原发结直肠癌。

多原发结直肠癌是一种少见的肠道外科疾病，但近年来由于结肠镜的普及应用，该病早期发现率有上升趋势。

381. 多原发结直肠癌治疗和预后与单原发结直肠癌有何不同？

多原发结直肠癌的治疗原则与单原发结直肠癌相同，即争取早期行根治性切除术，术后根据病理实施放疗、化疗。

多原发结直肠癌预后一般较好，且异时性结直肠癌较同时性结直肠癌预后要好。同时性多原发结直肠癌与单原发结直肠癌患者在临床特点和常规病理学检查发现上相似，如果病理分期相同且均实施根治性切除术，二者预后无明显差异。

382. 除结直肠癌之外，还有哪些结直肠肿瘤？

总的来说，结直肠肿瘤一般分为上皮性肿瘤和非上皮性肿瘤两大类。

（1）上皮性肿瘤：常见的结直肠癌属于这一大类，也是最常见的结直肠恶性肿瘤。此外，上皮性肿瘤还包括腺瘤（管状、绒毛状和管状绒毛状、锯齿状）、上皮内肿瘤（低级别和高级别）、神经内分泌肿瘤等。

（2）非上皮性肿瘤：包括胃肠道间质瘤、平滑肌肉瘤、平滑肌瘤、脂肪瘤、血管肉瘤及恶性黑色素瘤、恶性淋巴瘤（边缘带B细胞MALT淋巴瘤、弥漫性大B细胞淋巴瘤、套细胞淋巴瘤、伯基特淋巴瘤）等。

383. 结肠侧向发育型肿瘤是癌吗？

结肠侧向发育型肿瘤最先由日本学者提出，属于一种特殊类型的结肠肿瘤，起源于结肠黏膜，形态上属于平坦型病变，主要沿黏膜表面呈侧向浅表扩散生长，极少向肠壁深层垂直侵犯，因而命名为结肠侧向发育型肿瘤。它具有比腺瘤性息肉更高的恶性潜能，与结肠癌关系密切，可能属于癌前病变，也可能是早期癌变。

（1）癌前病变：结肠侧向发育型肿瘤与结肠癌关系密切，属于一种癌前病变，可在数年内成为进展期结肠癌。在癌前病变阶段的患者，可没有明显症状出现，或仅伴有轻微腹部不适或排便习惯改变等，常被患者忽视，治疗主要是进行内镜下手术切除，一般可获得根治。

（2）早期癌变：结肠侧向发育型肿瘤容易发生癌变，且发生率可能相对较高，当肿瘤≥2cm的时候，需要高度警惕癌变的可能。一旦发生癌变，患者可出现排便习惯改变、腹泻、便秘、便血或腹痛等症状，治疗方面可进行内镜下手术治疗，也可进行外科手术切除治疗。

临床上对于结肠侧向发育型肿瘤，应在发现后进行积极治疗，尽可能避免发生癌变。

384. 结直肠淋巴瘤是一种什么样的肿瘤？

结直肠淋巴瘤是一种起源于淋巴网状组织的恶性肿瘤，包括原发于结直肠的结外型淋巴瘤和继发性淋巴瘤，从本质上讲，与起源于结肠上皮细胞的结直肠癌是不同类型的恶性肿瘤。

淋巴瘤主要分为两大类：霍奇金淋巴瘤和非霍奇金淋巴瘤（NHL），而结直肠淋巴瘤通常属于NHL的范畴。

NHL又可分为多个亚型，其中包括弥漫性大B细胞淋巴瘤（DLBCL）、外周T细胞淋巴瘤（PTCL）等。DLBCL是最常见的NHL亚型，也是结直肠淋巴瘤中最常见的亚型。

结肠淋巴瘤的症状可能因病变的具体类型、分级、分期以及患者的整体健康状况而有所不同。它的临床症状与其他恶性结直肠肿瘤相似，主要表现为腹痛、腹泻、大便性状改变、血便、黏液便等，但以腹泻发生较多。由于无特征性表现，可能会误诊为炎症性肠病等良性疾病。

治疗可采用包括手术、化疗、放疗、免疫疗法等手段的综合治疗，具体的治疗计划需要由医生根据患者的情况进行制定。

385. 结肠和直肠上也会长间质瘤吗？

胃肠道间质瘤（GIST）是一类起源于胃肠道间叶组织的肿瘤，占所有胃肠道肿瘤的1%～3%。确实，GIST最常见的部位是胃和小肠，但发生在结肠和直肠的间质瘤并不少见，占所有GIST的10%～20%，因此不能轻视它。

当结直肠间质瘤病变较小时，患者通常没有特殊的症状；但随着病变的增大，患者可以出现排便习惯改变、便血、排便困难、腹痛、腹部包块等症状。当出现这些症状时，患者需引起警惕，咨询医生进行结肠镜、CT等检查，明确诊断。

间质瘤在治疗上以手术切除为主，对于术后病理提示复发风险较高的患者，术后需使用靶向药物预防肿瘤复发。对于已经出现转移或病变较大无法手术的患者，也可以使用靶向药物控制肿瘤的发展。

386. 肛门肿物以为是痔疮，检查发现是肛管直肠恶性黑色素瘤该怎么办？

肛管直肠恶性黑色素瘤是一种少见且预后差的肿瘤，具有很强的侵袭性和转移性，临床容易误诊。病变大多发生在肛门口齿状线处，表现为肛门处肿物脱出或出血，容易与痔疮混淆，当病变增大出现直肠肛管刺激症状、肛门疼痛甚至腹股沟淋巴结肿大时才引起患者重视。容易被误诊为痔、息肉或直肠癌，特别是某些无色素的恶性黑色素瘤，更易被误诊。直肠指诊、直肠镜检查极为重要。对可疑病变，应行组织活检。

一旦病理确诊为肛管直肠恶性黑色素瘤后，需要进行检查，评估局部病变的情况，以及有无远处转移。治疗上应该根据具体情况选择手术方式。如果没有远处转移，而且局部病变可以切除，应进行经腹会阴联合切除（即不保留肛门的直肠切除手术＋永久性造瘘）加双侧腹股沟淋巴结清扫术。这样能最大限度清除肿瘤，降低局部复发率。如能确定病灶局限、无浸润、无远处转移，也可选择局部广泛切除。手术之后根据病理结果，配合进行化疗、放疗及免疫治疗，可能效果更好。

387. 结直肠癌能预防吗？怎么预防？

结直肠癌可以预防。之所以这么说，是因为结直肠癌发生前，肠道常存在一个很长时间的癌前疾病——结肠腺瘤。从腺瘤到癌一般需要5～7年。在这个阶段，医生可以通过结肠镜筛查发现并及时切除腺瘤，防止结直肠癌的发生。退一步讲，即便腺瘤已开始癌变，若癌细胞仅仅侵犯到结直肠内最表浅的一层（黏膜层），医生也可以在肠镜下切除这种肿瘤，达到治愈的目的。如何才能早期检出这些癌前疾病和早期癌呢？比较有效的方法是：对健康人进行定期专项体检，也就是结直肠癌"普查"。普查的方法一般包括两个阶段，首先是用简单、无痛、价格便宜的化验进行筛查，如便潜血试验（眼睛看不出来的，藏在粪便中的血液）。由于许多原因都可以引起潜血阳性（如肠道炎症、痔疮、上消化道疾病，甚至某些食物、药物等），故一旦查出粪便中有这种"潜血"，就必须做结肠镜检查，以明确诊断。国内外普查数据表明，普查发现的结直肠癌中，"可治愈癌"可以达到

90%以上。谈到结肠镜检查，很多人害怕疼痛，不愿接受检查。为减轻患者的痛苦，全国各大医院都已实施无痛麻醉结肠镜检查，可减轻患者的痛苦。

结直肠癌是一种与生活方式、饮食习惯、遗传因素等有关的恶性肿瘤，因此预防结直肠癌是至关重要的。以下是一些其他预防结直肠癌的方法。

（1）保持健康体重：避免过度消瘦和肥胖，合理饮食和运动，规律作息，避免久坐不动。

（2）合理饮食：少吃高脂肪、高蛋白、低纤维的饮食，增加蔬菜和水果的摄入，避免过度摄入加工肉类和烧烤油炸食品。

（3）增加膳食纤维的摄入：多食用含有膳食纤维的食物，如全谷物、蔬菜、水果等，以促进肠道蠕动，减少便秘和肠道毒素的吸收。

（4）戒烟戒酒：戒烟是预防结直肠癌的重要措施，酒精也会增加患结直肠癌的风险，因此应尽量戒烟戒酒。

（5）定期筛查：对于高危人群，应定期进行结直肠癌筛查，如便潜血试验、结肠镜等，以便及时发现和治疗潜在的疾病。

综上所述，预防结直肠癌需要从多个方面入手，包括健康的生活方式、合理的饮食结构、定期筛查等。同时，对于有家族遗传史或高危因素的人群，应更加关注自己的肠道健康，并定期进行结直肠癌筛查。

388. 什么是结直肠息肉？

结直肠息肉是指肠腔内黏膜表面的隆起病变，大多见于直肠和乙状结肠。一般来说结肠息肉很常见，发病率随年龄增长而逐渐增高，而且也具有一定的恶变倾向，恶变率大约为10%。结直肠息肉可以单发，也可以多发。结直肠息肉只是一个统称，从病理上可分为以下几类。

（1）腺瘤性息肉：包括管状、绒毛状及管状绒毛状腺瘤，此种息肉发生癌变的概率较大，尤以绒毛状为著，被称为癌前期病变。

（2）炎性息肉：包括溃疡性结肠炎、克罗恩病、血吸虫病等炎性肠道疾病所致的息肉。

（3）错构瘤性息肉：幼年性息肉及色素沉着息肉综合征。

（4）增生性息肉：又称化生性息肉。

后三种息肉统称为非肿瘤性息肉，几乎不发生癌变，可以考虑定期随访。

389. 结直肠息肉会癌变吗？

部分结肠息肉在某些因素的长期刺激下有一定的癌变倾向，但不是所有的结直肠息肉都会癌变，不同种类的结直肠息肉，癌变机会有大有小。

（1）腺瘤性息肉：包括管状腺瘤和绒毛状腺瘤，是一种癌前病变，特别是大于2cm的腺瘤性息肉发生癌变的概率很高。直肠腺瘤，又称为普通型腺瘤，是发生于结直肠黏膜上皮的肿瘤，是结直肠最常见的癌前病变，其发生率随年龄的增加而增高，经由经典的"腺瘤-腺癌"途径癌变。按腺瘤的结构特点可将其分为管状腺瘤（绒毛结构成分小于25%）、绒毛状腺瘤（绒毛结构成分超过75%）和管状绒毛状腺瘤（绒毛状成分25%～75%）。进展期腺瘤由于有确切的癌变风险，多在筛查项目中作为可预防结直肠癌的替代指标用于比较筛查的效能，指满足以下1条或多条标准的腺瘤（参考美国标准）：①直径≥10mm。②含有绒毛成分。③有高级别异型增生或黏膜内癌。

（2）错构瘤性息肉：最典型的病例是P-J综合征患者消化道内的息肉，一般认为癌变概率很小。

（3）炎性息肉：又称假息肉。常继发于结肠各种炎症性疾病，如溃疡性结肠炎、缺血性肠病和肠结核等，一般认为这类息肉不会发生癌变。

（4）广基锯齿状病变，既往称为广基锯齿状腺瘤/息肉（SSA/P），内镜下呈现扁平隐匿的特点，容易被漏诊，是经由锯齿状途径癌变最重要的癌前病变，一般认为是BRAF基因突变相关CRC的癌前病变。其典型病理特征包括：锯齿状结构延伸到隐窝基底部；隐窝变形，水平生长，表现为隐窝基底部扩张呈烧瓶状、L型、倒T型、靴子型或分支状等；伴有不对称增生，Ki-67免疫组织化学染色隐窝各部分均可出现阳性，常呈不规则或非对称分布。从临床实践角度，只要病理特征有≥1个典型的特征性锯齿状隐窝结构，即可诊断为SSL，无论细胞有无明显异型性，都可被称为上皮内瘤变。SSL如伴有异型增生，则进展为癌的速度快于普通型腺瘤，目前，不主张对细胞异型程度进行分级，临床按腺瘤伴高级别异型增生进行随访，通常在完全切除后1年内复查。

（5）传统型锯齿状腺瘤，亦通过锯齿状途径癌变，一般认为与KRAS基因突变相关CRC关系较为密切。TSA组织学上典型特征为具有绒毛状结构，其上被覆高柱状上皮，核呈杆状或狭长型，胞质嗜酸性。TSA常出现"异位"的隐窝结构，隐窝基底不锚定在黏膜肌层。临床中不常见，占结直肠息肉的1%～2%。

390. 有什么方法检查、诊断结直肠息肉？

（1）X线钡剂灌肠虽能通过钡剂的充盈缺损敏感地发现结直肠息肉，但对病变常常不能正确分类和定性。内镜检查不仅可在直视下观察结直肠黏膜的微细病变，而且可通过组织活检和细胞学刷片检查而确定病变的性质，因此是发现和确诊结直肠息肉的最重要手段。

（2）内镜检查发现的息肉均需做活组织检查，以了解息肉的性质、类型以及有无癌变等。小的或有蒂息肉可用活检钳或圈套器电切摘除后送检，大的或广基的息肉则往往只能行钳取活检。

（3）由于同一腺瘤中，不同部位的绒毛成分量及不典型增生程度往往不一，钳取活检处病变并不能完全代表全貌。活检处无癌变亦不能肯定腺瘤其他处无癌变。因此腺瘤的不典型增生程度及有无癌变往往需切除整个肿瘤，仔细地切片检查后方能确定。钳取活检病理结果仅可供参考，但并非最后结论。临床上这种术前钳取活检的结果与术后病理诊断不一的情况在绒毛状腺瘤中相当常见。如有文献报道了在1140例绒毛状腺瘤中，术前钳取活检为良性，而术后证实癌变的可达23%～80%，临床医生对腺瘤钳取活检在诊断中的这种局限性必须有所了解。

目前，内镜治疗已取得了较大进展，即使一些较大的息肉亦能在内镜下予以切除，因此，给息肉病理活检提供了方便。对于摘除的息肉常要求包括蒂部的取材，以全面观察息肉的组织学形态。对于结直肠腺瘤，目前主张进行全瘤病理学检查，以明确不典型增生程度，避免遗漏恶变。对于复合性息肉，由于它们不少是和腺瘤共存的，应进行多瘤病理学检查，特别是对多部位和老年患者。即使不能做到每一个息肉都进行病理学检查，也应对各个部位有代表性的息肉取材活检，以发现复合性息肉，特别是具有恶变潜能的腺瘤。

391. 治疗结直肠息肉常用的方法有哪些？

结直肠息肉的治疗是发现息肉后即行摘除。在内镜技术发展以前，结直肠息肉的治疗主要是开腹手术或经肛门切除，创伤较大，也给患者带来较大的痛苦。目前，随着结肠镜技术的不断发展，内镜下摘除结肠息肉可以说已经成为治疗结直肠息肉的金标准。根据息肉的形态、大小、数量及蒂的有无等，分别采用不同的方法进行治疗。

（1）高频电凝圈套切除法：主要适用于有蒂较大的息肉。

（2）活检钳除法：主要用于单发小息肉，既简便易行又安全可靠，还可以送活组织进行病理学检查。

（3）EMR黏膜切除法：主要用于无蒂的扁平息肉或早期癌。

（4）ESD黏膜下剥离术：ESD的整块切除率和完全切除率更高。EMR的整块切除率约为85%，完全切除率为68.6% ～ 86.0%；ESD的整块切除率为88.0% ～ 98.3%，完全切除率为89.0% ～ 92.0%。因此早期CRC和/或高级别上皮内瘤变的内镜下切除应首选ESD。对于术后标本垂直切缘阳性的病例，应追加外科手术。

对于完整切除的病变，若同时满足以下5个条件，可认为达到了根治性切除：①垂直切缘阴性。②病理为乳头状腺癌或管状腺癌。③黏膜下浸润深度 < 1000μm。④无血管侵犯。⑤肿瘤出芽1级（低级别）。以上5个条件中只要有一项不满足，则需要综合考虑淋巴结转移风险及患者具体情况（年龄、基础疾病、身体条件、个人意愿及外科手术后的生活质量等）后确认是否追加外科手术。对内镜下无法切除

的病变，则需施行外科手术治疗。

392. 家里有人患癌，家属会得癌吗？

患者家属在照顾患者的同时，往往也会想自己是否也会得癌呢？通过亲属的患病，常常提醒了家属和亲朋好友对健康和患癌风险的关注。

从时间上讲，癌症的发生是一个长期的过程；从原因上讲，癌症的发生是遗传因素与环境因素长期相互作用的结果，也就是先天因素和后天因素共同作用的结果。对于一般常见的癌症，如果直系亲属患癌，其后辈因为与患者有一定的共同遗传背景，患癌的概率略有增加。但在癌症发病的过程中，后天因素起着更大的作用。因此，在亲属患癌后，家属一方面应该进行全面的防癌体检，另一方面要了解预防癌症的知识。

癌症预防通用的原则有：戒烟戒酒、均衡饮食、保持合适的体重、心情愉快。

393. 结直肠息肉可以预防吗？

首先，要保持健康的生活方式，包括饮食健康、规律排便、避免久坐、加强锻炼等。饮食上要避免高脂肪、高纤维的食物，多吃新鲜的蔬菜和水果，保持规律的排便习惯。

其次，定期进行结直肠癌筛查也是预防结直肠息肉的重要措施。对于有家族遗传史或高危因素的人群，应定期进行结直肠镜检查，及早发现和治疗结直肠息肉。

此外，对于已经发现的结直肠息肉，应及时治疗，避免病情恶化。治疗方法包括内镜下切除、手术切除等，可以根据患者的具体情况选择适当的治疗方法。

总之，通过保持健康的生活方式、定期进行结直肠癌筛查、及时发现和治疗结直肠息肉等措施，可以有效地预防结直肠息肉的发生和发展。

七、肿瘤病因探究篇

394. 为什么常出现家庭多名成员患上癌症？

多个家庭成员出现癌症可能有几方面的原因：①可能仅仅是一个巧合。②可能是因为家庭成员生活在相似的环境或者有相似的生活习惯，如均喜欢吸烟和酗酒。③可能家庭成员遗传因素所致。需要注意的是，仅有5%以下的癌症患者因父方或母方缺陷基因遗传所致，而绝大多数癌症患者与遗传因素无关。缺陷基因仅会增加癌症的风险，其存在并不意味着一定会出现癌症。

395. 如果多名家庭成员出现癌症，应该注意什么？

当多名家庭成员出现癌症时，应注意他们出现癌症的年龄以及癌症类型。在自己出现疾病症状和不适就诊时应告知医生这些信息，这有助于医生判断是否需要进行特殊检查确定是否存在癌症。同时，应该定期进行体检，确定身体是否存在异常。

396. 哪些生活方式有助于预防癌症呢？

癌症可以通过改变不良的生活方式进行有效预防，即俗话说的"管住嘴和迈开腿"，具体来说包括戒烟戒酒、平衡膳食、适当锻炼、维持正常体重、预防感染、避免和减少职业危险暴露。保持健康的心态、健康的生活方式有助于癌症的预防。

397. 结直肠哪个部位最容易出现癌变？

根据发生部位，结直肠癌发病的比例由高到低分别为直肠（占66.9%）、乙状结肠（占12.4%）、升结肠（占11.2%）、降结肠（占5.4%）和横结肠（占4.1%）。

398. 导致结直肠癌的高危因素有哪些？

存在以下因素的人群有较高的结直肠癌患病风险，应予以关注：①有遗传性结直肠癌家族史。②曾患结肠息肉。③有以下消化道症状：慢性腹泻、慢性便秘、黏液血便。④膳食结构不合理，包括能量摄入过多（饱和脂肪酸摄入过多），喜食或长期食用腌制、烤制、熏制食品。⑤体重指数（BMI）超过正常，过度肥胖。⑥不良生活习惯，吸烟、饮酒、生活不规律。⑦有精神刺激史、阑尾手术史和家族肿瘤史等。

399. 饮食与癌症的发生有关系吗？

饮食会影响结直肠癌、胃癌、口腔癌、肾癌、食管癌和乳腺癌的风险。我国研究发现，13%死于癌症的患者水果摄入不足，还有3.6%的患者蔬菜摄入不足。高摄入动物脂肪、动物蛋白和低纤维饮食是患结直肠癌的危险因素。长期食用烟熏盐渍品、高温、辛辣食物是患胃癌的危险因素。嚼槟榔、饮酒是患口腔癌的危险因素。高摄入乳制品、动物蛋白、脂肪是患肾癌的危险因素。食物过热、偏硬、制作粗糙、吞食过快、辛辣刺激是患食管癌的危险因素。高热量、高脂肪饮食是患乳腺癌的危险因素。因此，饮食习惯与癌症发生密切相关。

400. 能通过控制饮食降低癌症发生风险吗？

通过平衡的健康饮食能有效降低癌症风险。平时应注意多摄入含膳食纤维多的水果和蔬菜，同时减少红肉和肉制品、盐的摄入。红肉是指烹饪前呈现出红色的肉，包括猪肉、牛肉、羊肉、鹿肉、兔肉等所有哺乳动物的肉，肉制品包括腌制肉类、火腿等。

401. 某些宣传中所讲的抗肿瘤饮食能相信吗？

广告宣传中常听到某些特殊食品或"抗肿瘤食品"对身体非常有益。我们不应该轻信和依赖这些所谓"抗肿瘤食品"降低癌症发生风险，它们无法替代健康的平衡膳食在维持身体健康中发挥的作用。世界卫生组织建议每天至少应该摄入400克水果和蔬菜，预防癌症和其他慢性病的发生。

402. 饮酒与肿瘤有关系吗？

饮酒能增加口腔癌、喉癌、食管癌、乳腺癌、结直肠癌、肾癌、肝癌的发生。研究表明，在死于肿瘤的男性患者中有6.7%、女性患者中有0.4%与饮酒有关。饮酒量越大，出现癌症的风险越大。过度饮酒会导致肝硬化，从而导致肝癌的发生。

403. 身体活动缺乏与癌症有关系吗？

身体活动缺乏会增加乳腺癌、结直肠癌和子宫内膜癌发生风险。由于生活方式改善，目前我国大多数人缺乏必要身体活动和锻炼。在我国，死于肿瘤的男性患者中有0.3%、女性患者中有0.2%与身体活动缺乏有关。通过增加活动量和锻炼身体能有效地降低癌症发生风险。

404. 如何通过锻炼和身体活动降低癌症风险？

我国将每周锻炼频率≥3次，每次≥30分钟定义为经常锻炼，未达到该标准的为偶尔锻炼。身体活动分为职业性体育活动、娱乐性体育活动和散步等。美国疾病控制预防中心推荐每周至少进行150分钟中度有氧活动，并至少进行2次全身肌肉伸展运动。

405. 肥胖与肿瘤有关系吗？

研究表明，肥胖与绝经后乳腺癌、结直肠癌、子宫内膜癌、食管癌、胰腺癌、肾癌、胆囊癌等20多种癌症相关。肥胖人群与正常体重人群相比，过量脂肪组织会带来较多激素和生长因子。高水平激素，如雌激素和胰岛素会增加部分肿瘤发生的风险。研究表明，死于肿瘤的男性患者中有0.06%，在女性中有0.78%与肥胖有关。

406. 什么叫肥胖?

肥胖一般通过体重指数（BMI）进行评定，体重指数＝体重/身高^2（kg/m^2）。根据《中国成人超重和肥胖症预防控制指南》推荐标准，BMI在24～28为超重，BMI≥28为肥胖。目前中国肥胖和超重率在男性中超过12%，在女性中超过17%。

407. 如何通过控制体重降低癌症发生风险?

首先，需要通过体重指数公式确定体重是否在健康范围内。对于部分人来说，将体重控制在理想范围内比较困难，或许首先应该调整生活方式，健康饮食，减少饮食量并积极锻炼身体，这样能先保证体重不再增加，随后逐步降低体重。体重的控制最终能降低癌症的发生风险。目前，我国居民生活水平改善，越来越多的人出现超重和肥胖。我们应该从儿童做起，加强对学生的健康教育。

408. 什么是癌前病变?

癌前病变是指人体组织中某些细胞在人体内外环境中的物理、化学、生物以及慢性炎症等刺激因素长期不停地作用下，细胞形态和分子组成发生有变成癌趋向的病理变化，再经过一段时间后，这种病变的一部分或少部分可能发展演变成癌。但是，癌前病变患者在去除物理、化学、生物以及慢性炎症等刺激因素，或给予化学干预（治疗），癌前病变可以被逆转为正常。癌前病变发展成侵袭性癌的过程一般需要 10 年左右的时间。如我们发现在河南林县食管上皮重度增生的人，经增生平治疗可以逆转为正常，成功阻断重度增生上皮演变成癌。因此，预防及治疗癌前病变，对预防肿瘤有着积极意义。

癌前病变和器官组织的炎症与不典型增生密切相关，炎症往往伴随细胞重度增生（不典型增生、原位癌）。我们已知的一些病变如：食管上皮重度增生、胃瘢痕性溃疡、萎缩性胃炎、胃息肉、慢性支气管炎、肝细胞不典型增生、宫颈糜烂或息肉、乳房囊性腺病、乳腺导管内乳头状瘤、溃疡性结肠炎、结肠腺瘤及结肠息肉、膀胱黏膜上皮增生及化生、鼻咽部柱状上皮及不典型化生等都可视为癌前病变。上述癌前病变的长期存在与发展就可能转变为癌症。因此，积极治疗器官组织的炎症和严重增生性疾病是预防癌症的重要措施。

409. 哪些病变是结直肠癌的癌前病变？

黏膜上皮的异型增生是结直肠癌的癌前病变。结直肠本身如果有病变，如家族性腺瘤性息肉病、溃疡性结肠炎、克罗恩病等，黏膜上皮发生异型增生的概率就会大大增加，发生结直肠癌的概率也会明显增加。癌症的发生发展是多阶段逐渐演变的过程，在癌前病变和早期癌阶段就进行治疗是可以不发生癌症或可以被治愈的。

八、名家谈肿瘤

增强自我科学抗癌意识

陆士新，著名肿瘤病理生理学专家，研究员，中国科学院院士

癌症已成为我国人群死因的首位，具有发病率高、死亡率高、治疗费用高等特点，因此，人们"谈癌色变"。目前，学术界普遍认为对癌症不要恐惧而要防治，癌症是"可防可治"的。肿瘤防治的关键仍然是要坚持以人为本、自我抗癌，实施预防为主、防治研相结合，大力做到肿瘤防治"三早"，即早期预防、早期诊断和早期治疗；"三早"是癌症"可防可治"的核心和基础。世界卫生组织也强调：三分之一的癌症是可以预防的，三分之一的癌症患者通过早期诊断并得到合适的治疗是可以治愈的；三分之一的癌症患者通过治疗，可以减轻痛苦，延长生命。人群的自我抗癌意识和信念至关重要，因为如无自身防癌意识，接触致癌因素而不自知，一旦患上癌症已成晚期，延误了病情。

控制癌症应当以早期预防为主，我们究竟应该怎样做才能实现"三早"呢？首先，我们要积极增强"科学自我抗癌意识"，注意在生活中远离致癌因素，并积极做到合理营养、适当运动、戒烟限酒、心理平衡等健康生活方式，自我预防癌症发生。近二十几年来，在我国食管癌、肝癌、胃癌等肿瘤高发区所进行的病因学调查研究的基础上，开展了国际上最先进的大规模人群预防研究，现在已取得可喜的成果，树立了癌症"可防"的典型，并增强了我们对癌症可以预防的信心。

癌症的发生发展是多阶段逐渐演变的过程，在癌前病变和早期癌阶段就进行治疗是可以不发生癌症或可以被治愈的。什么是癌前病变呢？癌前病变是指人体组织中某些细胞在人体内外环境中的物理、化学、生物以及慢性炎症等刺激因素长期不停地作用下，细胞形态和分子组成发生有变成癌趋向的病理变化，再经过一段时间后，这种病变的一部分或少部分可能发展演变成癌。但是，癌前病变患者在去除物理、化学、生物以及慢性炎症等刺激因素，或给予化学干预（治疗）癌前病变可以被逆转为正常。癌前病变发展成侵袭性癌的过程一般需要10年左右。如在林县我们发现食管上皮重度增生的人，经增生平治疗可以逆转为正常，成功阻断了重度增生上皮演变成癌。因此，预防及治疗癌前病变，对预防肿瘤有着积极意义。

癌前病变和器官组织的炎症与不典型增生密切相关，炎症往往伴随细胞重度增生（不典型增生，原位癌），我们已知的一些病变如食管上皮重度增生、胃的疲痕性溃疡、萎缩性胃炎、胃息肉、慢性支气管炎、肝细胞不典型增生、宫颈糜烂或息肉、乳房囊性腺病、乳腺导管内乳头状瘤、溃疡性结肠炎、结肠腺瘤及结肠息肉、膀胱黏膜上皮增生及化生、鼻咽部柱状上皮及不典型化生等都可视为癌前病变，上述癌前病变的长期存在与发展就可能转变为癌症。因此，个人应积极治疗器官组织的炎症和严重增生性疾病，这是预防癌症的重要措施。

在生活中，我们究竟应该怎样做才能实现肿瘤的早期发现、早期治疗呢？首先，进行自查，要早期发现癌瘤，除医生的检查外，自我检查也是非常重要的。如乳腺癌等往往是自查发现肿块的，所以要经常进行自我检查。除自查外，要重视每年正规体检，体检也是早期发现癌瘤的重要途径。癌瘤早期治疗是非常重要的，它直接影响患者的生存。有研究表明，肿瘤大小与手术后生存率密切相关，肿瘤直径越小相对生存率就越高，肿瘤直径越大相对生存率就越小。一旦发现肿瘤应及早到医院进行规范化治疗。但治疗肿瘤也不是什么治疗手段都用上才好，要防止"过度治疗"。

普及癌症知识是预防癌症的重要手段。在癌症防治工作中，要有更多的有关癌症方面的科学普及读物问世，以利于群众增强"自我科学抗癌"意识，来改变癌症不可预防和无法治疗的观点，并积极行动起来，做到"三早"，控制和预防癌症。

六十年来我国肿瘤防治工作的发展和体会

孙燕，著名肿瘤内科学专家，主任医师，中国工程院院士

一、我国临床肿瘤学的发展

回顾半个多世纪我国临床肿瘤学的发展，我们大致可以分为三个阶段。

1. 中华人民共和国成立初期，百废待兴，直到10年以后我国才开始重视肿瘤问题，并启动了比较全面的规划、建设和研究。我有幸在1959年调入肿瘤医院（当时称日坛医院），正好参加我国几位临床肿瘤学元老吴桓兴教授（时任中国医学科学院肿瘤医院院长）、金显宅教授（时任中国医学科学院肿瘤医院顾问）和李冰教授（时任中国医学科学院肿瘤医院党委书记兼副院长）的领导下、对我国临床肿瘤学的发展进行的讨论，并制定了以多学科综合治疗为模式的发展方向。随之，就临床肿瘤学发展达成4项共识，即：预防为主、中西医

结合、基础研究与临床研究结合及综合治疗。直到今天，综合应用现有手段诊断、防治肿瘤已经深入人心，为国内外学术界所接受，但是这在当时的条件下就能准确把握正确发展方向还是难能可贵和具有远见的。

1972年周恩来总理对肿瘤工作做出了重要指示：肿瘤是多发病、常见病；应当深入调查摸清我国的发病情况，并采取预防措施；结合我国具体情况和实践经验编写我国自己的参考书；大力开展高发区研究，等等；明确了我国肿瘤学前进的方向，也成为我们在那个年代开展工作的重要指导原则。

2. 改革开放以后，我国临床肿瘤学事业得到了飞速发展，各省市都建立了肿瘤医院，很多综合医院也成立了肿瘤科，研究工作也得到发展。自1985年开始，我们在卫生部领导下举办全国内科治疗培训班；1995年开始举办抗肿瘤药物GCP培训班，被誉为临床肿瘤学的"黄埔军校"。

1997年中国临床肿瘤学会（CSCO）成立，以"团结、务实、协作、创新"为宗旨，发展迅速，与全球同等学会美国ASCO、欧洲ESMO、亚洲ACOS等均建立了互相承认会员资格的姐妹学会关系，目前会员48 000，团体会员300多，成为全球仅次于ASCO的第二大专业学会。为我国临床肿瘤学和抗肿瘤新药临床研究的发展储备了大批人才。

3. 进入新世纪，我国肿瘤学发展迅速，中国的癌症正在从发展中国家常见的类型转变成发达国家常见的类型。

2023年有两个国际和全国的重要数据均证明这一论证：

（1）世界卫生组织国际癌症研究机构（IARC）发布的2020年全球最新癌症负担数据，中国已经成为了名副其实的癌症大国。

2020年全球新发癌症病例1929万例，其中中国新发癌症457万人，占全球23.7%。2020年全球癌症死亡病例996万例，其中中国癌症死亡人数300万，约占癌症死亡总人数的30%，主要由于中国癌症患病人数多，癌症死亡人数逐年上升。

（2）我国国家癌症中心发布了最新一期的全国癌症统计数据。全国肿瘤登记中心负责全国肿瘤登记数据收集、质量控制、汇总、分析及发布工作。新发病例406.4万，其中男性高于女性；峰值方面，男女癌症新发病例峰值均在60～79岁。地域方面，总体城市高于农村，肺癌、乳腺癌、结直肠癌、前列腺癌城市高于农村，胃癌、肝癌、宫颈癌、食管癌农村高于城市。

总死亡人数241.4万，男性高于女性，总体农村高于城市。肺癌、结直肠癌、乳腺癌、前列腺癌城市高于农村，肝癌、胃癌、食管癌、宫颈癌农村高于城市。

我国整体癌症粗发病率仍持续上升，反映我国癌症实际负担沉重；我国癌症粗死亡率仍然呈现上升趋势，但调整人口年龄结构后，标化死亡率呈现下降趋势，反映近年来我国癌症综合防控取得初步成效；我国传统高发而预后较差的食管癌、胃癌、肝癌等肿瘤死亡率逐年降低，但宫颈癌死亡率仍呈上升趋势。

在过去的10余年里，我国恶性肿瘤的5年相对生存率约为40.5%，与10年前相比，我国恶性肿瘤生存率总体提高约10个百分点，但是与发达国家还有很大差距，其主要原因是我国癌谱和发达国家癌谱存在差异，我国预后较差的消化系统肿瘤如肝癌、胃癌和食管癌等高发，而欧美发达国家则是以甲状腺癌、乳腺癌和前列腺癌等预后较好的肿瘤高发。但必须看到即使如此，中国预后较好的肿瘤如乳腺癌（82.0%）、甲状腺癌（84.3%）和前列腺癌（66.4%）的5年生存率仍与美国等发达国家存在差距（90.9%、98%和99.5%）。出现这种差距的主要原因是临床就诊早期病例少、早诊率低以及晚期病例临床诊治不规范。因此，我国应在扩大相关肿瘤的筛查及早诊早治覆盖面，治疗癌前病变和推广《常见肿瘤诊疗规范》提高我国恶性肿瘤治愈率。

目前，我国癌症发病方面呈现发达国家和发展中国家癌谱并存的特点，城乡差异较大，地区分布不均衡，控制癌症的负担仍然较重。

对于大家最关心的两个问题，我的估计是：①未来10年我国癌谱将继续由发展中国家类型向发达国家癌谱过渡。②根据我国目前防治工作的发展，未来10年我国癌症病人生存率将有可能每年提高1%左右。癌症的5年生存率需要观察5年，而且还要统计5年无病生存才是治愈率。

这些可为我们评估构筑"健康中国2030"后，预期癌症死亡率提供参考。

二、我国临床肿瘤学的进展和成绩

改革开放以来，由于政府的重视，同道们的共同努力，我国临床肿瘤学取得了一定成绩。我国肿瘤防治工作正在从发展中国家进入发达国家水平，有些领域已经位于世界前列。当然，由于我国基础研究相较欧美国家发展较晚，还存在一定差距。

1. 目前全国除了西藏以外，各省、自治区和直辖市都有了一定规模的肿瘤防治机构；沿海发达地区和县市也都有了肿瘤专科医院。改革开放以后先后成立的3个群众性专科学术组织：中国抗癌协会（CACA）、中国癌症基金会（CCF）和中国临床肿瘤学会（CSCO）在组织结构、学科发展、高发区研究、人才培养和国际间合作等方面都发挥了突出的贡献。

2. 我国对肿瘤高发区的研究一直是国际关注的项目，尤其在食管癌、鼻咽癌、原发性肝癌和子宫颈癌方面达到国际领先水平。

3. 中西医结合治疗急性粒细胞白血病、淋巴瘤、滋养叶上皮癌和睾丸肿瘤等已经取得国际先进的成果。维甲酸－三氧化二砷联合方案已经成为全球治疗急性粒细胞白血病的首选。

中西医结合防治肿瘤和以人为本的多学科综合治疗已经成为我国临床肿瘤学发展的显著特点。

4. 新抗肿瘤药物的开发成绩显著。近20年来，改革开放以后出国学习有成的专家陆续回国创业。他们起点高，而我们又培养了大批能够承担转化医学研究的临床专家，于是我国抗肿瘤新药的研制进入快车道。2015年7月22日国务院发布《关于开展药物临床试验数据自查核查工作的公告》，在毕井泉局长领导下进行了重大改革；增加了编制，药品审批提速，确定了影响深远的问题就是"以临床效益为中心"的审评思路。2017年我国正式加入人用药品注册技术国际协调会议（ICH）。

制度变革进一步激发创新。近十年来，中国批准上市的新药数量占到全球16%，中国临床试验项目数量已经占到全球1/3，仅次于美国。生物医药创新已经成为中国进入创新型国家的重要标志，成为中国经济高质量发展的重要领域。历经多年加速发展，中国也已成为全球第二大药品消费市场和第一大原料药出口国。2022年，中国药品市场规模在全球占比为15.3%，仅次于美国，已超过日本和德国等发达国家。

近两年我国抗肿瘤新药的研究有了一定突破，陆续进入国际市场。眼下已有7款国产新药（包括创新药和改良型新药）成功通过美国FDA进入国际市场。

生物医药创新已经成为中国进入创新型国家的重要标志，成为中国经济高质量发展的重要领域，正在实现我们进入创新大国的梦想。

三、预防

2006年WHO将癌症定位为"可控慢性疾病"。根据AACR的统计，美国40%的癌症病例可归因于可预防的原因，这些因素包括如下内容。

· 减少烟草使用：不吸烟是人们预防癌症发展的有效方法之一，除肺癌外，吸烟还与17种其他癌症类型相关。据统计，近20%的癌症病例和30%的癌症相关死亡是由烟草制品引起的，吸烟者的平均寿命比从不吸烟者低10年。

· 保持健康的体重、健康的饮食和合理锻炼身体：在美国成年人中，近20%的新癌症病例和16%的癌症死亡病例可归因于超重、不良饮食、缺乏运动和饮酒。成年后体重超重或肥胖会增加人们患15种癌症的风险，而体育锻炼可以降低9种癌症的风险。因此，保持健康的体重、锻炼身体和均衡饮食是降低癌症风险的有效方法。

· 降低患糖尿病的风险：据统计，糖尿病影响着美国11.3%的人口（约3730万人）。有证据表明，患有1型糖尿病或2型糖尿病会增加患肝癌、胰腺癌、子宫内膜癌、结直肠癌、乳腺癌和膀胱癌的风险。

· 限制饮酒：饮酒与200多种疾病有关，且会增加6种不同类型癌症的风险，包括头颈癌、食管癌、乳腺癌、结直肠癌、肝癌和胃癌。另外，即使是少量饮酒也可能增加患癌风险。因此，限制饮酒或不饮酒对于减少癌症发病和死亡风险十分重要。

· 保护皮肤免受紫外线辐射：暴露于紫外线可导致皮肤癌的发生，包括基底细胞癌、鳞状细胞癌和黑色素瘤。据统计，95%的皮肤黑色素瘤和6%的癌症都是由紫外线辐射引起的。

·预防和消除致癌病原体的感染：致癌病原体（细菌、病毒和寄生虫）会增加人患多种癌症的风险。在全球范围内，2018年确诊的癌症病例中，约13%可归因于病原体感染，其中90%以上可归因于四种病原体：人乳头瘤病毒（HPV）、乙型肝炎（HBV）、丙型肝炎（HCV）和幽门螺杆菌。因此，可以通过保护自己免受感染或积极治疗来消除感染，从而显著降低癌症风险。

四、我的体会

总结从事临床肿瘤学工作60多年的体会：①癌症是一大类慢性疾病，病因复杂，与环境、遗传、生活习惯、内分泌水平、多种感染和衰老相关。绝不是我们当初想象的用一种"万能钥匙"打开就能控制的疾病。②分子生物学和现代免疫学的发展，使我们比较深入地了解癌症发生发展的过程和机制，无疑是我们进一步解决癌症的途径。找到这些基因的变异并加以解决可能控制多数常见癌症。③中西医结合增强内因应当是我们防治肿瘤的重要途径。④全球的合作应当是人类共同制服肿瘤的主流。

不但如此，我深切体会在临床治疗过程中，调动患者正确对待癌症的重要性，除了要治病，还要治"心"，这也是值得许多肿瘤医生学习的课题。

首先，在肿瘤初期。患者往往都处于比较崩溃的情绪状态下，无法接受癌症为何找上自己，情绪非常低落，甚至产生轻生的念头。所以，此时医生应当给予鼓励，告知患者癌症并不是不治之症，只要积极配合治疗，是可能治愈的，让患者尽快调整心态，面对现实，积极应对，帮他们渡过这一难关。

然后，到了开展治疗时期。这一阶段很关键，对于癌症来说，目前最新、最好的诊疗选择就是规范治疗，包括手术、化疗、放疗、免疫治疗等各种治疗。此时患者千万别病急乱投医，寻找一些偏方或者不可靠的小门诊，最终钱人两空。

最后，我们正在倡导全过程管理。在治疗结束后。协助患者树立痊愈的信心，不要总去想癌症会复发，这样并没有意义。此时，医生要教会他们设计好的生活饮食习惯和适当的锻炼，尽一切努力提高身体素质，从而预防癌症复发。

这样，制服肿瘤的前景应当是乐观的，但这无疑需要几代人艰辛的努力。

少吃多动　预防肿瘤

程书钧，著名实验肿瘤、肿瘤化学和遗传毒理学专家，研究员，中国工程院院士

科学研究表明，终身维持健康的体重是预防肿瘤最有效的措施之一。超标体重和过于肥胖，会促进某些肿瘤发生，包括食管癌、胰腺癌、结直肠癌、肾癌、子宫内膜癌和绝经后的乳腺癌。肥胖是这些肿瘤发生的非常重要的促进因素。肥胖和体重超标还会增加许多慢性病（如高血压、脑卒中、冠心病和2型糖尿病）发生的概率。肥胖会影响许多激素和生长因子的水平，肥胖人群胰岛素样生长因子1、胰岛素和瘦素水平均升高，性激素在肥胖相关肿瘤中也起重要作用，因为脂肪组织是性激素合成的重要场所，性激素水平过高可使子宫内膜癌和绝经后的乳腺癌发病率增高。肥胖者常伴有轻度炎症状态，脂肪细胞

会产生一些促炎性因子，而慢性炎症会促进肿瘤发生。因此避免肥胖在肿瘤预防中占有重要地位。

如何避免肥胖？关键在少吃多动。美国有个诺贝尔生理学或医学奖获得者Brenner讲过一段有趣的事，他说，人在古代的时候，因为生活环境很艰苦，吃的东西很不够，主要靠打猎为生，所以他老是到处要找吃的。多少年、多少代传下来的人就是那些有很强吃的欲望的人，他们下丘脑逐渐形成老想吃的兴奋灶，这就是我们现代人为什么老想吃的原因。可是到了今天，诸位吃东西用不着像古代那样去找了，古代是找到什么就吃什么，现在你家里伸手就拿得到东西吃，可是我们大脑的兴奋灶还在那里，还叫我们吃、吃、吃，其实你肚子一点都不饿，只是为了满足这个兴奋灶，你就老要吃，没有事的时候要吃，看电视也要吃，造成你营养过剩。储存过多的营养的最佳方式就是把它转化成脂肪（而不是蛋白质和碳水化合物），这种储存的能量可以很好去应对饥饿，这在古代艰苦的条件下是十分必要的，因此，过度营养转成脂肪而导致肥胖也是进化选择的结果。

导致超重的原因除吃得过多外，另一个原因就是体力活动太少。因此，合理必要的体力活动是极其重要的。研究表明，合理的体育活动，对预防和降低结直肠癌、乳腺癌、子宫内膜癌、胰腺癌、肾癌等都有良好作用。少吃多动，保持健康的体重和避免肥胖能预防和降低包括肿瘤在内许多慢性代谢疾病的发生，这是有深刻的科学道理的，是迄今科学上证明了的最有效的办法。人们生来就有点爱吃不爱动，我们懂得上述的科学道理后，就需反其道而行之。为了你的健康，预防肿瘤，少吃多动。

对癌症治疗的一点看法

殷蔚伯，著名肿瘤放射学专家，主任医师，中国医学科学院肿瘤医院放射科首席专家

一、癌症不再是不治之症

20世纪初肿瘤患者的5年生存率只有5%，身患恶性肿瘤几乎就等于死亡，因此人们谈癌色变。为此，人类开始致力于攻克肿瘤的研究，由于诊断及治疗技术的改进与发展，癌症患者的5年生存率在不断地提高，20世纪30年代为15%，60年代为30%。近半个世纪以来，随着CT、、MRI、PET-CT等各种诊断设备与技术的应用与提高，促进了对肿瘤的早诊、早治；同时在治疗方面，无论是手术、放射治疗还是药物治疗都有了飞速的发展，至20世纪90年代肿瘤患者的5年生存率提高到45%。2012年美国癌症协会发表统计报告显示，1975—1995年间在美国确诊的癌症患者治疗后5年生存率为49%，而到2001—2007年提高至67%。由于绝大多数肿瘤复发与转移发生在癌症诊治后的5年以内，因此医学上用5年生存率来表示癌症的治疗效果。对肿瘤患者来讲，生存超过5年以后再次出现复发或转移的概率就已经很低了，因此，5年生存率也常常代表着治愈率。现在我国诊治癌症的水平与国外大体相当，我们有理由相信癌症的治疗结果将来会更好，所以说癌症不再是不治之症。

不同部位的癌症治愈率有所差别，一般来说，表浅的癌症较深部脏器的癌症治愈率高，如女性乳腺癌、子宫颈癌、男性前列腺癌等治

愈率高，而肺癌、胰腺癌等的治愈率相对较低。同一种癌症的早期与晚期的治愈率也不一样。早期乳腺癌、子宫颈癌、男性前列腺癌等患者的5年生存率可达90%以上，显著高于晚期患者；即使是预后差的如肺癌、食管癌也同样是早期患者的生存率显著高于晚期。所以我们倡导早期发现、早期诊断、早期治疗。当有异常发现时应尽早去医院检查。现在不少医院开展了防癌普查服务，可定期去检查。

二、癌症不是急诊

著名的肿瘤学家吴恒兴教授不断地告诫我们癌症不是急诊，他的意思是不要一诊断癌症就仓促治疗，而是强调在治疗前应进行必要的检查，制订周密的治疗方案。因为癌症的首程治疗至关重要。首程治疗不当，往往很难补救。他形象地比喻为就像剪裁衣服一样，裁得不好，很难补救。当然，患者被诊断出癌症后必然很着急，但要沉着，进行必要的检查，有时需要多学科的会诊后再进行治疗。精心地战前准备是取得胜利的重要保障。

三、现代的肿瘤放射技术

放射治疗学发展虽然已有100余年的历史，但较医学发展史而言，其历史短，不为人们所熟知。作为一名放射治疗科的医生，我愿意介绍一下现代的放射治疗学。放射治疗主要用于治疗恶性肿瘤，是治疗恶性肿瘤的三大主要手段之一（即手术、放射治疗及药物治疗）。早期放射治疗是通过放射性同位素^{60}钴产生γ射线或由直线加速器产生高能X射线和电子线来完成，也叫二维放射治疗技术，照射范围只能产生不同大小的长方形和/或正方形照射野。但肿瘤生长的范围并不规则，放射治疗在杀灭肿瘤的同时，大量的正常组织也受到损害，导致了相应的放疗并发症。同时，为了避免对正常组织及器官产生不能接受的并发症，有时不得不减少照射剂量，致使肿瘤局部控制率下降或照射治疗后肿瘤复发率增加。

由于影像技术及电子计算机的发展，放射治疗从二维走到三维及四维治疗技术，即三维适形放射治疗、调强放射治疗、影像引导下放射治疗及自适应放射治疗等。换句话说，更准确、更精确的照射，能更好地照射肿瘤、同时更少地照射周围正常组织，其结果是提高肿瘤的治愈率，降低对正常组织的副反应。这些新技术的优势在一些肿瘤的治疗方面表现突出，如头颈部癌、前列腺癌，等等。同时，这些新技术带来的是要在治疗前作更多细致的工作，如先行CT（或PET-CT）定位，在CT图像的每一层面上勾画肿瘤及一些正常器官，要用计算机软件即治疗计划系统计算出最合适的方案，因而放射治疗准备的时间相对较常规放射治疗长。近年来，发展的立体定向放射治疗，对一些小的肿瘤能治愈而无显著的副反应，如早期非小细胞肺癌等。但应该指出的是，如同所有的治疗方法一样，放射治疗也有其局限性，它也不能治疗所有癌症，需要结合每种癌症的特点，联合手术、药物治疗等方法综合治疗进一步提高疗效。

面对癌症作战的现代策略

储大同，著名肿瘤内科学专家，主任医师，中国医学科学院肿瘤医院内科首席专家

一、癌症的发生发展规律

在我们每个人的身体里，实际上都存在着不同的突变细胞。一旦

身体的免疫监视功能不能发现、攻击这些突变细胞的时候，它就会由一个变两个，两个变四个，四个变八个，呈指数级增长，在很短的时间内就能变成肿瘤。直径1.5cm的一个球形结节就已含有35亿癌细胞（$3.5×10^9$）了。这时候就可以被螺旋CT、磁共振扫描、PET-CT等先进的仪器发现了。大家想想35亿癌细胞是个很大的数量！一些患者来就诊时已是癌症晚期，肿瘤细胞的计数远远超过这个数量，甚至能按斤计，肿瘤细胞数长到12次方，人就牺牲了。我们平常治疗肿瘤怎么治？早期可以切除，争取治愈。但当肿瘤细胞数量到11次方时已经转移得到处都是，没有切除的机会了。这时就应该使用有效的全身治疗手段，如化疗、靶向治疗、生物免疫治疗等，把肿瘤细胞的数量杀到10^9数量级以下，再想办法不让它抬头。如果原发肿瘤在肺，我们称之为肺癌，可能转移到肝脏，也可能转移到骨头、转移到脑部。但是这里应该走出一个误区，癌细胞转移到肝脏的时候不能叫肝癌，只能说是肺癌的肝转移，以此类推。转移到全身各处以后，癌细胞总数量达到11次方、12次方时那是非常晚期的，因此，我们特别强调，肿瘤要早期发现，早期治疗。

二、不要谈化疗就色变，你有机会重振免疫力

一旦到了晚期，是否就完全不能治愈，就只能放弃了？当然不是！其实，得了肿瘤，打仗的战略设计非常重要！怎么掌握好治疗手段-肿瘤组织-机体免疫力的三点平衡是一个极其重要的方面。很多人一听化疗都谈虎色变，觉得不能做。实际上我们要分析，肿瘤能够抑制机体免疫功能，肿瘤发展得越严重越抑制免疫功能！反过来，免疫功能提高了也能抑制肿瘤。比如放疗和化疗，既能够攻击肿瘤，对自己的免疫功能也是打击。所以治疗中机体的免疫功能跟治疗手段、肿瘤之间是三点平衡的关系。你不能光看放化疗对身体的伤

害。肿瘤被消灭以后，肿瘤对免疫功能的抑制就自然而然解除了。而放化疗结束后它们对免疫功能的伤害也立即解除。所以我们任何一位患者在治疗时一定要把三点平衡的关系分析好。手术作为重要的治疗手段把肿瘤的大本营切掉，肿瘤细胞的数量急剧下降，对免疫功能的抑制一下子就被解除了。这时候再用放疗、化疗，进一步消灭残存肿瘤，虽然对免疫功能可能造成一定程度的暂时性抑制，但把肿瘤消灭以后，使肿瘤细胞的数量更进一步减少，这样肿瘤对免疫力的抑制更进一步得到解放。细细掂量如果用各种手段把转移灶中癌细胞总数减少到3.5×10^9以下，身体是完全有机会恢复免疫功能的！

三、利用高科技时代优势与肿瘤长期和平共处

对癌症作战的现代战争是建立在常规武器和信息网络系统高度协同配合的战略设计之上的。即科学合理地将手术、化疗、放疗与生物靶向治疗、免疫治疗、中医药治疗等有机地结合，达到全歼肿瘤并长期压住肿瘤的发生细胞（干细胞），使其永不抬头。之所以很多人的晚期肿瘤被治愈，就是因为将肿瘤细胞数量消灭到35亿左右后，再通过各种手段压住肿瘤干细胞并将免疫功能恢复到患肿瘤之前的状态。这时候残留肿瘤细胞的数量和机体免疫功能实际上已经达成了一个新的平衡状态。而这种平衡状态，在分子靶向治疗的时代，你如果有能力、有信心去努力，在医生的帮助下是完全可以争取实现的。也就是说，到那时你的机体与肿瘤已经成了长期和平共处的双方，而这种状态经过努力完全可能持续一辈子。

分子靶向治疗是近年来的新生事物。由于科学家们发现了很多癌基因能驱动肿瘤的生长，因此就把它们叫作驱动基因。可喜的是也有很多新药能针对这些基因起到抑制作用，有效率都能在50% ～ 70%，

控制率都能达到80%～95%，均远远超过化疗。目前临床常用的分子靶向药物也已经有十几种。即使没有驱动基因存在的肿瘤，用一些影响微环境的靶向药物把它们的信号传导通路阻断，也能配合放化疗作战而大大提高它们的疗效。

国际上有资料显示有些老人去世时不是因为肿瘤死亡，而是因为糖尿病、心血管疾病等原因。但在做尸检时却发现这些老人中很多人患有乳腺癌、前列腺癌等恶性肿瘤，但他们并不是死于癌症，而是死于其他疾病，这些人体内的癌细胞恰恰处于35亿左右的数量。这说明什么问题呢？说明他们生前有能力长期与这些癌症抗衡，达到一辈子和平共处的目的。在当代高科技发展的分子靶向治疗时代，就更具有做到这点的物质基础了。展望未来，让谈癌色变即将变成历史吧。

防治肿瘤，从改变自己做起

唐平章，著名头颈肿瘤外科专家，主任医师，中国医学科学院肿瘤医院前院长

说起肿瘤，大家心里不免咯噔一下，说是"谈癌色变"恐怕也不为过吧。虽然目前对肿瘤的诊治水平已经有很大提高，总体上一半以上的恶性肿瘤患者能够被治愈，但离彻底攻克它还有很长的路要走。下面结合我个人30余年的临床经验，就肿瘤预防、诊治谈一些自己的看法。

肿瘤有恶性和良性之分，良性肿瘤一般不会对生命造成太大损害，恶性肿瘤也就是我们通常说的癌症。癌症是人体生长到一定时机体细胞发生转化引起的肿瘤，生长不受限制而且容易出现转移，即使治疗后也可能复发。癌症病因复杂，其发生有些协同因素，它们或单独引起或加速癌症的发生。这些因素包括烟酒刺激、电离辐射、不当的生活方式和饮食习惯等。预防癌症的第一步就是减少这些因素的刺激。如吸烟可引起口腔癌、喉癌、肺癌等多个脏器肿瘤，过量饮酒可引起口腔癌、下咽癌、食管癌等，而长期食用腌制食品和食管癌的发生关系密切。特别是大量烟酒刺激，临床上可见有的患者每天喝半斤到一斤酒，吸 1～2 包烟。下咽和食管黏膜在长期刺激下发生病变导致癌症的多点发生。电离辐射虽然普遍存在于我们生活当中，如医院的 X 线检查、CT、核素扫描、家庭装修中的不合格石材等，我们也基本上不会想到过多接触会对自身造成什么影响，但甲状腺癌、白血病的发生与它的确有明显关系，尤其是对胎儿、儿童影响最大。1986 年，苏联切尔诺贝利核事故就是个例证，事故发生后的二十年间，该地区周边儿童的甲状腺癌发生率升高了几十倍。还有不良的饮食习惯，如吃饭太快、经常吃烫的食物、偏食、不爱吃水果等，均会对上消化道黏膜产生不良影响。预防癌症，还要保持健康向上的生活态度，经常锻炼身体，培养乐观的心态。积极乐观的情绪可以调节因压力而分泌的皮质醇和肾上腺素等激素的水平，增强机体免疫力。而有积极乐观心态的人身心更健康，死于心血管疾病的概率更低，肺部功能也更健全。预防癌症，应当定期体检，做到早诊、早治。有些癌症也有一定遗传性和家族性，癌症患者的子女较普通人得癌的概率更大，因此应当定期筛查，发现后尽早处理，治疗效果也会比较理想。

　　如果已诊断明确是癌症，应当如何应对呢，有四点建议提供给大家：

　　首先，建议初次就诊患者应当在有肿瘤治疗经验的正规医院就诊，切莫病急乱投医。肿瘤的初次治疗十分关键，但由于国内医疗条件地区差异较大，不规范治疗屡见不鲜，患者可能因此而遭受多次治疗的苦痛，疗效一次比一次差。此外，误信游医、偏方、小广告，这些常常含有"包治""不用手术、放化疗""即刻缓解痛苦""祖传秘方"等诱人宣传，经常散布于医院周围，不仅给上当者造成巨大经济损失，更重要的是贻误最佳治疗时机，早期变晚期，能治疗的变成不治之症。目前治疗肿瘤的主要方法包括手术、放疗、化疗、分子靶向治疗等，主要根据患者的个体状况，肿瘤的部位、类型、分期采用不同的治疗方法。如早期喉癌可采用单纯手术、单纯放疗或激光治疗的方法，而晚期喉癌应用手术和放疗相结合的综合治疗；绝大部分甲状腺癌可单纯手术治疗，无需放化疗，如病变侵犯广泛时可在甲状腺全切除后行 ^{131}I核素治疗。不同肿瘤均有一定的诊治规范，我院的综合查房制度更加保证这些患者得到个体化、科学、合理和有效的治疗方案。综合查房制度是我院针对复杂、疑难或需要多学科共同讨论的病例，召集包括外科、放疗科、肿瘤内科、诊断科、病理科医师一起研讨确定治疗方案的查房制度，特别是针对像下咽癌、乳腺癌、肺癌等这些需要多学科综合治疗的病种，在查房过程中确定患者的肿瘤范围、手术切除范围、功能重建方法、放化疗时机，等等，使得患者在开始治疗前就确定了完整的治疗方案。

　　其次，肿瘤患者治疗时应做好家庭内部计划，安排好人员和经济保障。治疗肿瘤时间短则一两周，长则数年，通常为1～2个月。治疗时应安排好家人进行照顾和护理，家人的陪伴和呵护也是对身心遭受癌症折磨患者的一种安慰。虽然说现在来看病不至于砸锅卖铁、出卖房子家当，全民医保也覆盖了中国90%以上的人口，但治疗肿瘤的费用在几千至数百万不等，诊断措施有廉、有贵，一些化疗药物每个疗程都在几万以上，对一个普通家庭也是一笔不小的花销，因癌致贫常有发生，所以应当根据患者家庭经济状况量力而行，不要影响家庭其他成员的基本生活保障，医生们也会根据患者家庭的实际情况制订相对合理的诊治方案。

再次，肿瘤患者治疗后应坚持定期复查，肿瘤治疗失败50%以上是因为复发引起，而复发多在治疗后的5年之内，部分复发患者还可通过治疗达到根治效果，因此建议治疗后1～2年内每3个月复查1次，2～5年内每半年复查1次，5年以上的患者每年复查1次，坚持严格的复查制度是提高治疗效果的另一保证。

最后，对于某些特定肿瘤，肿瘤患者应习惯和学会与瘤共存，调整心态，提高生活质量。临床表现最突出的是结节性甲状腺肿（良性），目前甲状腺肿瘤的发病率全世界都在升高，特别是结节性甲状腺肿，由于其生长缓慢，可以几年甚至几十年缓慢生长，对患者的生活及工作影响不大，而手术治疗又不易彻底切除，还存在复发可能，因此临床目前均建议观察，不必要手术。患者应该调整心态，做到和肿瘤"和平共处"。另外，还有一些特殊类型的肿瘤，如腺样囊性癌，容易出现远处转移，也是生长缓慢，对放化疗并不敏感，临床上尚没有行之有效的治疗措施，但肿瘤的发展非常缓慢，这段时间非常长，因此患者应当学会坦然面对，提高这段生活质量，千万不要自己吓唬自己。

总之，肿瘤的防治都必须从改变自己做起，谚语说"自助者，天助之"也就是这个意思，不仅要保持乐观向上的心态，健康良好的生活方式，尽量节制烟酒等不良刺激，更要在患病后保持清醒的头脑，做好长期抗癌的准备，在正规的医院制订科学合理的治疗方案，并定期随访。相信这些措施一定能达到目前最好的治疗效果！

勇气创造奇迹　科学铸造明天

赵平，著名腹部肿瘤外科专家，主任医师，全国政协委员，中国医学科学院肿瘤医院前院长

刘先生是一位优秀的教师，他培养的学生可谓桃李满天下。然而，这位受人爱戴的人却突遭横祸，使他陷入苦难之中。某年过生日，一杯酒下肚，刘先生感到胃部灼痛。他的一个学生安排他去一家医院做检查，这位学生是这家医院的院长，为老师跑前跑后。做胃镜时发现老师的胃窦部有溃疡，活检病理证实是腺癌。尽管她没有告诉老师真相，刘先生还是从那张苦笑的脸上发现了破绽。刘先生偷偷从病例中看到那些可怕的字眼，犹如晴天霹雳，晕倒在医院。他不能相信自己得了癌症，他一生没有做过坏事，也没有休过一天病假，怎么会"突然得了癌症？"一定是医院搞错了。他又去了几家医院，医生们都说第一家医院的诊断是准确的。刘先生顿时觉得世界马上陷入黑暗与恐怖之中。尽管家人苦苦相求、相劝，朋友送来的补品堆满房间，刘先生还是惶惶不可终日，茶饭难进。他有时觉得如果不吃饭也许会饿死肿瘤，他整天抱着肿瘤书籍苦苦探寻，祈望找到治疗癌症的绝招。然而，他却始终没有听从医生的劝导去做手术治疗。表姐告诉他，"癌症一做手术就会扩散全身。你姐夫要是不做手术也不会死的

那么快！"肿瘤医院门口有不少"热情的人"推荐治疗癌症的祖传秘方，他们许诺包管治好刘先生的病，还向他出示已经治愈癌症患者的心得体会。刘先生彻底迷茫了，在困惑中花掉几万块钱也没有觉得见效。有个得甲状腺癌的同学已经活了5年，在他的劝导下，刘先生去青海的一个寺庙求助保佑，据说不少癌症患者喝了那里的"圣水"后癌症消失了。折腾了几个月，有一天刘先生发现大便呈柏油状，同时他感到心慌、气短，家人看他面色苍白，出冷汗，把他送进医院，送进手术室。手术中发现胃癌已经扩散，并转移到肝脏。最佳的治疗时机不幸被错过了。

导医的忠告：癌症的发病率受社会发展的影响在继续上升，尤其是人口老龄化和工业化进程导致癌症的新发人数与年俱增。当我们不幸患了癌症，重要的是不能被吓倒。癌症是可以治愈的，世界卫生组织提出40%的癌症通过早诊、早治可以治愈，可以长时间生存。因此，癌症不等同于死亡。刘先生如果得知患高血压、糖尿病，他不会面临天崩地裂的恐惧，更不会丧失理智乱投医。然而值得注意的是，现在癌症已经正式被列入慢性非传染性疾病的系列，说明许多人认为得了不治之症，被死亡的阴魂吓破了胆。美国发现在尸检时许多人患有癌症，生前没有症状或没有被诊断，说明即使身体内有肿瘤，与瘤共存也不是天方夜谭。癌症是恶魔，但是与其被吓死，不如抗争求活。最近几十年，恶性肿瘤的诊治有跨越式进步，放射治疗设备的进步使恶性肿瘤的放射更加精确和有效；放射治疗的治愈率不断提高。肿瘤内科治疗也努力规避化疗对于全身的副作用；靶向治疗的效果不断创造出惊人的奇迹。外科手术仍是肿瘤治疗的首选方案，外科对器官的人文保护使许多患者减少残疾和心理伤害。多学科的综合治疗使治疗的方案更加合理、更加有效。作为肿瘤专科医生，我们可以说许多肿瘤已经能够治愈。虽然，对于刚刚发现肿瘤的患者，医生常常按家属的意愿用善意的"谎言"掩饰病情真相；但是并不等于医生失去治愈的信心；我们的经验不仅可以让许多患者得到长期的生存，而且我们已经关注到肿瘤患者的生活质量。保留乳房的乳腺癌手术、保留肛门的直肠癌手术都已经在临床广泛应用。微创治疗也大大减少患者的创伤而达到治疗的效果。北京的抗癌乐园有上万名会员都是癌症患者，他们不仅一起抗争癌症，而且他们还组织文艺活动、体育锻炼改善身体机能，调节心理状态，使越来越多的肿瘤患者赢得生存，也享受了生存的质量。抗癌是一场没有硝烟的战争，争取活下去，能够赢取第二次生命的人就是英雄。勇气创造奇迹，科学铸造明天。